高效

快速修复
身体疲劳术

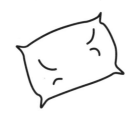

睡眠

[日]梶本修身 著

陈婧 译

人民东方出版传媒
People's Oriental Publishing & Media

东方出版社
The Oriental Press

目录

第2章

被坏睡眠困扰的人请注意

只要改善了睡眠，早晨也会变得神清气爽

第3章

优质睡眠的9个效果

早晨神清气爽，不易生病，头脑变聪明，人变漂亮……

第 4 章
有助于优质睡眠的好习惯

从早晨起来到夜晚就寝，该如何度过？

第 5 章

打造深睡眠的环境

将"适合自己"与"对身心友好"作为基准吧

第 6 章

找到只属于你的优质睡眠

借助睡眠日志，获得最好的睡眠

前言

　　睡眠，质量比数量更重要。即使睡了很长的时间，如果睡眠质量不佳，人也无法从疲劳中恢复过来。

　　说起来，睡眠的目的本不是"睡着"，而是"完全消除前一天积累的疲劳"。要是早晨起来时疲劳依旧残留，那么即使睡了 10 小时，也绝对称不上是充足的睡眠。

　　也就是说，睡眠不是"目的"，"从疲劳中恢复"才是。

　　迄今为止，我专攻疲劳医学研究，对引起疲劳的原因、减轻疲劳的物质、克服疲劳的手法等进行开发、研究。在 2003 年开始的产官学合作（"疲劳定量化及抗疲劳食品药品开发项目"）中，以"疲劳是由什么机制引起的"为起点，进一步在"客观测定疲劳的手法研发"以及"如何克服疲劳"方面投入了总额 30 亿日元以上的研究费用，展开研究。

研究结果表明了"所有疲劳的原因都在于大脑，尤其是自主神经中枢"这一点。而且，关于疲劳的修复，也阐明了"即使白天也有机会减轻疲劳，但要想从已经产生的疲劳中恢复过来，除了优质睡眠别无他法"这一医学事实。

那么，"优质睡眠"是什么呢？

刚才已经说过了，我们将"优质睡眠"定义为"使人从前一天积累的疲劳中完全恢复过来的睡眠"。

也就是说，在对睡眠的好坏作出评价时，真正重要的尺度，既不是"睡眠时间"，也不是"睡眠深度"，而是"早晨醒来时的疲劳度"。

因此，本书聚焦于"要想通过睡眠从疲劳中完全恢复过来，应该怎么做"，即为了早晨醒来时能够神清气爽而应该做的事；本书基于科学的根据，用易于理解的方式向无论睡多久也无法消除疲劳的人，介绍让人从前一天的疲劳中100%恢复过来的睡眠法。

本书记述的方法，也许和大街小巷盛传的"睡眠解说书"不同。我想要明确一点：本书的目的不在于"睡觉"，而在于"每天早晨，疲劳消除，神清气爽"。

请从能够做到的事情开始，试着实践本书所记述的方法。你一定会感受到早晨神清气爽感的与众不同。

如果每天早晨都能做到神清气爽，那么工作也好，私人生活也好，你都能尽情享受其中的乐趣了吧。

本书在编辑过程中，获得了 Neurospace 股份有限公司，以及 PHP Editors Group 的铃木隆先生极大的关照。谨借此深表谢意。

梶本修身

第 1 章

为什么无论睡了多久都无法消除疲劳呢？

优质睡眠关键在于"自主神经"

缓解疲劳，只能靠"睡眠"

现代社会，在日本国民之中，每 5 人中就有一人不满意自己的睡眠。可以说睡眠是举国人民关心的事吧。

来我诊所的患者，抱有"睡不着""睡到一半醒了""早晨很早就醒了""不想睡觉""大白天想睡觉"等各种各样的睡眠烦恼。

仔细倾听患者说的话，发觉实际上他们并不是因为睡眠本身而烦恼。令他们为难的，不是"想多睡"，而是**"无论睡多久都无法消除疲劳"**。

那么，我们为什么需要睡觉呢？

那是为了从醒着时产生的疲劳中恢复过来。

如果存在即使不睡也能消除疲劳的方法，那么大部分睡眠的烦恼就能够解决了。极端地说，如果白天并不疲劳，那么睡眠本身就已经不是必需的了。

实际上，"尽管没有睡觉，也能够精神饱满地度过一整天"，有这样想法的人不也不少吗？

其实我也是这样想的人之一。

假如能够一整天都不睡觉，一天就有大约 7 小时、一个月就有大约 210 小时、一年就有 2500 小时之多的时间可以自由使用。醒着的时间是以前的 1.4 倍以上。只要有了这些时间，此前因为没时间而想做却做不到的事情，可能就全都能做到了。

然而，遗憾的是，现代医学还没有开发出能够让人完全不产生疲劳的技术。因此，现实是我们无法不要睡眠。

现在，我们这些疲劳研究者，揭开了引起疲劳的机制，查明了**疲劳的原因在于自主神经中枢**，也一直从事着使疲劳减轻的医药开发工作。

但是，这份努力目前也是徒劳无功，我们还没开发出能够让人完全不产生疲劳的理想药物。人只要起床活动了，那就一定会疲劳，这就是现状。而且，既然**疲劳已经产生了，以现在的医学来说，除了获得"优质睡眠"之外，没有别的疲劳修复术。**

缺乏优质睡眠,"过劳死"的风险也会提高

如果没有获得优质睡眠,疲劳就会持续积压下去。

20世纪80年代,美国的研究者做了"断眠实验",虽然实验用的是老鼠,但也证实了"如果不睡觉会怎么样"这个问题。

根据这个实验,尽管老鼠吃了比平常更多的饵食,但是渐渐消瘦,最终在10~20日内就死了。研究者认为,没有睡觉并不是个中原因,被剥夺了从疲劳中恢复过来的机会才是关键。

强迫实验对象保持清醒,近似于刑罚。虽然没有对人类进行同样的实验,但是"过劳死"这一现象也显示出,**疲劳得不到消除的状态持续累积,最坏的情况就是死路一条。**

还有,即使睡了觉,如果睡眠质量差,无法充分消除疲劳,也会给身体带来各种各样的影响。最有代表性的便是"生活习惯

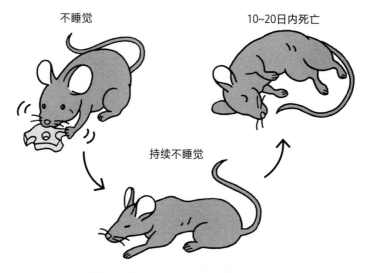

不睡觉

10~20日内死亡

持续不睡觉

图 1　以老鼠为实验对象的"断眠实验"

病"（即多发生于中老年的慢性疾病的总称。在日本，为促使人们改善不良生活习惯，将其称为生活习惯病——译者注）。

　　癌症、脑卒中、高血压、**糖尿病**，这些疾病，都有可能是由**疲劳引起的**。除此以外，口内炎、牙槽脓肿等口腔疾病，胃炎、胃溃疡、十二指肠溃疡等消化器官疾病，花粉症、荨麻疹、过敏性鼻炎的慢性化，等等，也因积累下来的疲劳提高了患病风险。

因此，为了保持健康，我们必须获得能消除积压的疲劳的优质睡眠。

低质睡眠＝无效睡眠

你知道吗？平常只睡 6 小时的人，比每天睡 10 小时以上的人，死亡风险更低，这是从 1982 年到 1988 年，美国以大约 100 万人为对象，6 年来持续追踪调查得到的结果。

这个结果，说明了**睡眠时间长并不意味着健康**的事实。

然而，单看这个统计结果，如果平常睡 10 小时的人改变生活习惯，将睡眠时间减少到 6 小时，能够更长寿吗？

答案是，不能。

每天需要睡 10 小时的人，有很大可能性是原本睡眠质量很差，睡眠的疲劳修复力很低。睡眠质量差的人，再将睡眠时间减少到 6 小时，疲劳更会不断积累，最后也会影响寿命。

既然睡眠质量比数量更重要，而睡眠质量对应的疲劳修复力

又存在个人差异，那么充分必要的睡眠时间也会因每个人的睡眠质量不同而不同。

因此，执着于"一天睡多少小时有利于健康"这一问题，可以说是毫无意义的。一方面，要是睡眠质量差，即便睡了 10 小时，也无法从疲劳中恢复过来；另一方面，被称为"短时睡眠者"（short sleeper，只需要短时间睡眠）的人，就算仅睡 5 小时，也能够精神饱满地生活。

那么，睡眠质量差的人，就没有办法了吗？

当然，睡眠的质量（疲劳修复力）也多少取决于每个人自身的体质（先天能力）；不过，如果理解了睡眠与疲劳的关系，实际上也能简单地掌握提高睡眠质量的方法。

这是因为，疲劳的原因和睡眠之间存在着密切关系。

一切疲劳都是自主神经中枢疲劳

"肉体疲劳正在积压"，"精神上很疲惫"，我们经常会认为肉体的疲劳与大脑的疲劳是两回事。

然而，其实无论哪种疲劳，产生机制都是一样的。

例如，如果进行了剧烈的运动，身体就会变得又懒又乏，感到沉重。另外，若是一直在做案头工作，就会陷入头脑也累、眼睛也累的感觉。

这两种活动看上去动用的是完全不同的身体器官，实际上存在着共通发挥作用的部分。

这就是"**脑中的自主神经中枢**"。

自主神经，就是调整呼吸、消化吸收、血液循环、体温、脉搏频率等的神经，身体大部分器官都为自主神经中枢所控制。

　　而且，自主神经中既有交感神经又有副交感神经，交感神经发挥着让身体活动起来的作用，副交感神经发挥着让身体获得休息的作用。控制自主神经功能的，是大脑的自主神经中枢。

　　实际上，**运动也好，案头工作也好，疲劳的都是自主神经中枢。**

　　让我们通过分析剧烈运动与案头工作时自主神经的作用，来探究自主神经中枢疲劳的机制吧。

　　首先，回想一下运动时的情况。

　　剧烈运动的时候，心率上升，呼吸变快。同时，为了抑制体温的上升，人会出汗。其实这些都是自主神经中枢在以秒为单位地控制各个器官所产生的反应。

　　这个过程中，**自主神经中枢细胞产生了活性氧，发生了氧化作用，疲劳就此产生。运动越是剧烈，自主神经中枢要处理的事务就越多，因此人会感受到更加强烈的疲劳。**

　　根据研究我们知道，即使持续进行 4 小时的体力上的运动，也不会给肌肉、内脏功能等带来影响，但自主神经中枢的疲劳在不断积压。

那么，接下来看看案头工作时自主神经的作用吧。

一天中一直坐在椅子上用电脑处理工作的情况并不少见。如果持续操作电脑，会很容易感到眼疲劳。眼睛疼痛，视线模糊，有时甚至会发展为头痛。

这时，自主神经进行的是视觉焦点调节的工作。

人在看近处的事物时，副交感神经占据优势地位，而副交感神经占优势地位时，本应是放松和进入休息的状态。

然而，处理案头工作远远不是放松或休息的状态，而是为了不出错而精神紧张、努力集中注意力的状态。这本应是交感神经占据优势地位时的状态。

由此，自主神经就处于矛盾的状态下。**这个矛盾使自主神经中枢变得疲劳，其结果就是眼睛产生了疲劳感。**

运动和案头工作以外的所有活动也都和自主神经有关。也就是说，"一切疲劳都是大脑自主神经中枢的疲劳"。

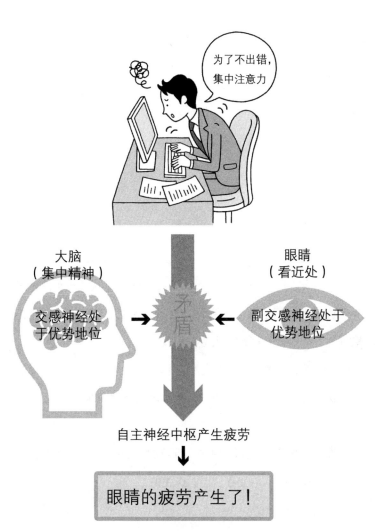

图2 眼睛疲劳的产生机制

自主神经功能与睡眠的关系

后面会提到，睡眠是以"浅睡眠［快速眼动（REM）睡眠］"与"深睡眠［非快速眼动（NonREM）睡眠，根据深度分成 4 个阶段］为周期循环往复的。为了在入眠之前的几小时逐渐产生睡意，需要诱导精神进入放松模式。

控制自然睡眠的器官，就是自主神经中枢。

也就是说，**自主神经中枢统制着睡眠的节律和深度。**

另外，就像前面所说的那样，运动和案头工作引起的疲劳，是由于自主神经中枢承受着负担而产生的。

当自主神经中枢由于运动或案头工作而疲惫时，自主神经的功能便下降了。

其结果是**睡眠节律和睡眠深度的控制功能下降**,人就无法获得自然的优质睡眠了。

每天因为工作等事而疲劳是没有办法的,但是疲劳积压到使自主神经中枢过载的程度,无论是为了健康还是为了睡眠,都必须避免。

当你疲惫不堪、倒头大睡的时候,曾在深夜中醒来(中途觉醒)过吗?这是因为自主神经中枢的睡眠控制功能下降了。

饮酒会使自主神经功能一过性地明显下降,所以喝了酒之后的睡眠,经常也会在中途觉醒。

自主神经中枢疲惫不堪→对睡眠节律和深度的控制功能减弱→未从自主神经中枢疲劳中恢复过来便迎来了早晨

上面是自主神经中枢疲劳的恶性循环。

来我诊所的重症患者中,大部分人身上都存在这一恶性循环。

如果陷入这个负面的旋涡,人就一直无法从疲劳中恢复过来,不断地积累疲劳,也因此提高了"过劳死"的风险。

被活性氧伤害的细胞

那么疲劳的时候，自主神经中枢正在发生着什么呢？

实际上，**自主神经中枢的神经细胞，会进入生锈、受伤的状态**。进入了这样的状态，各个细胞无法发挥本来的功能，性能也下降了。

例如，要是肌肉的细胞生锈、受伤了，肌肉的性能就会下降，身体就不能活动自如，而会感到沉重。

顺带说一句，细胞的生锈、受伤，叫作**"氧化"**。

还记得中学化学实验课上做过的使铜等金属氧化的实验吗？

给铜加热，氧就会和铜结合，变成名叫氧化铜的物质，不仅使铜的外表颜色发生了改变，物质的性质也变了。细胞也是一样。

产生了氧化，就无法发挥原本的功能。

氧化的原因在于"**活性氧**"这一物质。

活性氧是体内氧气参与到人体进行的活动所产生的物质。人通过呼吸摄入氧气，大脑、肌肉等所有器官的活动都消耗了大量氧气。因此可以说，只要人活着，就一定会产生活性氧。

活性氧具备强有力的氧化作用。**氧化作用有抵抗侵入体内的病毒等效果，同时却也令细胞生锈、受伤。**

当然，人体中也存在着保护细胞不受活性氧伤害的系统。

然而，如果剧烈运动，过劳而苛刻地使用细胞，导致活性氧的数量过多，就会超过这个保护系统的耐受量，额外的活性氧就会使细胞生锈、受伤。

睡觉时自主神经中枢仍在"加班"

如果白天自主神经因为紧张的工作、运动而受到过度的驱使，活性氧就会令自主神经中枢生锈。**能够"除锈"的只有优质睡眠。**

然而，要想获得这种优质睡眠，控制睡眠的自主神经就必须扎扎实实地发挥作用。

此外，即使白天的工作和活动并不激烈，自主神经中枢也没有那么疲劳，要是夜里睡在热得让你出虚汗的房间里，那么即便在睡觉中，自主神经也必须努力调节体温。换言之，**虽然在睡觉，却和白天进行活动时一样，自主神经中枢疲惫不堪。**

在睡觉时打鼾的情况下，为了向大脑稳定供氧，自主神经会以提高血压和心率、全力运转的方法来应对。打鼾也夺走了让自主神经中枢休息的唯一的机会。

　　反过来说，要想获得优质睡眠，就必须尽可能减少白天的疲劳，并在夜间作出调整，让自主神经进入到适合休息的舒适状态与环境。

疲劳因子"FF"和修复疲劳的因子"FR"

目前为止我们已经了解了疲劳的机制，现在来看看消除疲劳的机制吧。

疲劳累积的时候，疲劳因子正在体内大量积压。

疲劳感是疲劳因子——"Fatigue Factor"蛋白质的作用。"Fatigue"的意思是"疲劳"，取两个英文单词首字母，所以疲劳因子叫作"FF"。所谓疲劳因子FF，并不是指特定的物质，而是对具有同一功能的蛋白质的总称。

疲劳因子FF积压起来之后，为了对抗它，体内促进疲劳修复的物质就会登场。

那就是疲劳修复物质——"FR"。所谓FR，是"Fatigue

Recovery Factor"的简称，正如字面意思，是使人从疲劳中恢复过来的关键。疲劳修复因子 FR，通过促进被活性氧损伤的细胞修复，使人从疲劳中恢复过来。

如果疲劳修复因子 FR 能够发生反应，修复所有的细胞，疲劳就不会积压下来了。然而，在 FR 作用迟缓的时候，或者在疲劳超过人体耐受量的情况下，没修复完的受损细胞就会残留下来，疲劳也会因此积累起来。

很多人上了年纪之后，感到自己"很容易疲劳"。除了由于衰老而引起的体力下降之外，疲劳修复因子 FR 的反应性降低也是其中一个原因。FR 反应性降低，没修复完的受损细胞就会比年轻的时候增多，人就变得更容易疲劳了。

疲劳修复因子 FR 的反应性存在个人差异。因此，既有容易疲劳的人，也有很难疲劳的人。

FR 的反应性并不是从人出生的时候就决定下来、从此以后再不会改变的。通过改变生活习惯，能够提高其反应性。

生活习惯的基础是饮食、运动、睡眠。而且，其中对于疲劳修复最重要的，就是本书主题——睡眠。

最大限度发挥睡眠的作用

疲劳修复因子 FR，不分昼夜地释放，对细胞进行修复。

然而，白天由于运动或工作产生了活性氧，生成许多疲劳因子 FF。也就是说，在疲劳修复因子 FR 进行细胞修复的同时，细胞也在遭受着伤害。这样一来，如果细胞的修复赶不上损伤的速度，就无法充分地修复疲劳。

然而，睡觉时不会进行有大量氧气参与的活跃活动，疲劳因子 FF 也就产生得很少。因此，**在睡眠的过程中，疲劳修复因子 FR 的作用超过了疲劳因子 FF 的作用，所以人可以凭借睡觉从疲劳中恢复过来。**

但如果睡眠不足的状态一直延续下去，人体就无法充分地进行恢复了。

　　尤其是这数十年来，日本人的睡眠时间一直在缩短。

　　根据 NHK 的国民生活时间调查，2010 年，日本人平日的平均睡眠时间是 7 小时 14 分钟，如果与 1960 年的 8 小时 13 分钟相比较，我们就会看到这 50 年来日本人的平均睡眠时间减少了 1 小时之多。即使放到世界范围内来看，日本也是数一数二的睡眠时间短的国家。

　　不仅是数量，睡眠的质量也很重要。

　　正如本书开头介绍的那样，依据厚生劳动省的调查，日本人中每 5 人就有 1 人无法通过睡眠获得充足的休息。那么，为睡眠感到烦恼的人增多，也是有迹可寻的。

　　反过来也可以知道，**如果能够改善睡眠，就能消除疲劳。**

　　"要是为疲劳感到烦恼，那就最大限度地发挥睡眠的作用吧。"

　　从现在开始，我就来向大家介绍让"无论睡了多久都无法消除疲劳"的人能付诸实践的睡眠法。

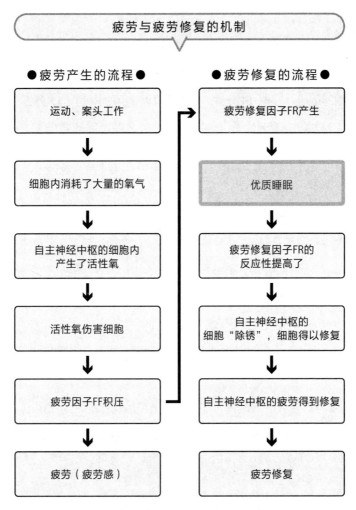

图 3　疲劳产生和疲劳修复机制

专栏：睡了觉却无法消除疲劳是一种病?!

"好睡眠 = 消除疲劳的睡眠"这一点，前面已经强调了多次。而且，"为了消除疲劳，最大限度地发挥睡眠的作用"正是本书的主旨。

然而，有的人尽管睡眠得到了改善，疲劳却根本没有消除。这时候就可能是患上某种疾病了。

这种病，就是"**慢性疲劳综合征**"。

所谓慢性疲劳综合征，是在 1988 年才设定诊断标准的相对较新的疾病。

慢性疲劳综合征的诊断标准是"以生活明显受到损害的强烈疲劳感为主要症状，并且这种状态至少持续 6个月以上，或者反复出现"。据估计，日本约有 50 万个患者。1991 年，由厚生省（现为厚生劳动省）组织成立了调查研究班，其后探明了这种疾病与脑脊髓的炎症、遗传因素等的关系。

慢性疲劳综合征，并不是前面我所说的"疲劳"的慢性化演变。请大家将病态的疲劳与一般的疲劳从根本上区分看待。

慢性疲劳综合征，是以日常生活中出现明显障碍这样强度的疲劳感为主诉症状，明确无误需要治疗的疾病。

如果有人觉得自己的症状与之相符，不要试图靠自己解决，试着找专业医生咨询一下吧。

/ 第 2 章 /

被坏睡眠困扰的人请注意

只要改善了睡眠，早晨也会变得神清气爽

在第 1 章里，我们就好睡眠展开了思考。这一章，不仅仅是好睡眠，我也要谈谈坏睡眠。请一边参照自己的睡眠，一边阅读本章内容吧。

睡得越久，越能消除疲劳吗

"要想消除疲劳，需要睡上足足 8 小时。"

"理想的睡眠时间是 8 小时。"

这样的说法不止一次听到吧？虽然不确定是谁最先说的，但是 "8 小时睡眠说" 就像真理一样，在世间广为人们所相信。

然而，实际上 8 小时这一数字，并没有根据。

"必须睡满 8 小时！"

"如果不睡满 8 小时，疲劳就会积压下来！"

像这样担心的人，请放心。

睡眠极其具有多样性。睡眠虽然是所有人都会有的行为，但是根据个人体质与睡眠质量的不同，每个人需要的睡眠时间也大为不同。

因此，8 小时睡眠绝对不是对所有人都适用的。

既有人需要 10 小时的睡眠，也有人睡 6 小时就足够了。

正如第 1 章里介绍，也有数据显示，7 小时是死亡风险和患病风险最低的睡眠时长。

据此也有人会认为"7 小时睡眠是理想的睡眠"吧！那么，要是平时睡 10 小时的人改成睡 7 小时，死亡风险会减少吗？

从结论来说，绝对不是这样。

像需要 10 小时这样比一般平均时长更多睡眠的人，叫作"长时睡眠者"。长时睡眠者需要睡很久才能消除积压的疲劳，因此要睡 10 小时。

如果让他强行改成睡 7 小时，疲劳就无法充分消除。这样一来，患病的风险会上升，死亡风险也会上升。**所以，还是放下理想睡眠时长这种执着为好。**

虽然人们常常关注计算睡眠时间，但是获取优质睡眠才是更重要的事。

如果劣质睡眠持续下去，就会走向"尽管睡得很足，疲劳却没有消除"的结果。对睡眠来说，重要的**不是大量的睡眠时间**，而是消除疲劳的**优质睡眠**。

入睡开始 3 小时很重要，睡觉时段没关系！

正如已经说过的那样，让人从疲劳中恢复过来的，是疲劳修复因子 FR。

然而，除了疲劳修复因子 FR 以外，另一种对疲劳修复很重要的物质也会在睡眠中被分泌出来。

那就是"生长激素"。

可能也有人抱有这样的疑问："都长大成人了，还会分泌生长激素？"实际上，生长激素不仅促进孩子的成长，对成年人来说也具有重要的作用。

那就是**肌肉修复和疲劳修复**。生长激素的大量分泌是在睡眠之中，特别是在入睡开始的 3 小时内。

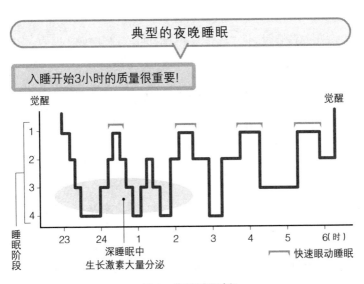

图 4　典型睡眠过程

第 1 章提到了睡眠包括快速眼动睡眠与非快速眼动睡眠。

人的睡眠是从浅睡眠慢慢加深的。睡眠从非快速眼动睡眠开始，之后进入快速眼动睡眠，快速眼动睡眠结束后，再次进入非快速眼动睡眠。一整夜重复着这个循环。

生长激素的大量分泌是在非快速眼动睡眠之时。非快速眼动睡眠有 4 个阶段，尤其是在阶段 Ⅲ 与阶段 Ⅳ 的深度非快速眼动睡眠中，会分泌出大量生长激素。

"睡眠的黄金时间""皮肤的黄金时间"这样的说法广为人知，这种说法的根据就是生长激素。

也就是说，**生长激素大量分泌的时间才能称为黄金时间**。然而，坊间广为流传的有关黄金时间的说法，也包含着众多错误。

"晚上 10 点至凌晨 2 点这段时间必须睡觉。"

这是通常的对黄金时间的认知。其中存在着错误，到底错在何处呢？

感觉敏锐的人说不定已经发觉了。

请记住：生长激素，在入睡开始的 3 小时内分泌得最多。

也就是说，入睡开始的 3 小时至关重要，与是否在"晚上 10 点至凌晨 2 点"这一时段没有关系。

根据我的推测，可能以前在晚上 10 点之前就寝的人占大多数，因此以 10 点为起始，要重视入睡后的 3 至 4 小时的说法就不胫而走了吧。

实际上，睡眠的黄金时间，所有的人每一天都会遇上。

“没有在黄金时段内睡觉，所以疲劳没有消除。”这么想的人，其实问题出在别的地方。

睡眠没有消除疲劳的 *12* 个信号

目前为止，我们已经思考过好睡眠的种种了，接下来看一看坏睡眠吧。

坏睡眠听上去简单，却很难理解，因此没有觉察到自己睡眠质量差的人也有很多。

这与**疲劳感不等同于实际的疲劳程度**是一个道理。

举个例子，当困意超过了某个特定水平时，人就变得难以察觉到困意了。如果这种状态持续化，人就越来越难察觉了。实际上，尽管不满自己的睡眠，却不认为原因在于自己的睡眠很差劲，这样的案例常常会遇到。

坏睡眠的信号有很多种。

请一边阅读下面内容，一边思考是否符合自己的情况吧。

信号① 打鼾

坏睡眠的第 1 个信号是打鼾。

睡觉时打鼾的人，在旁人看来常常会认为他睡得很熟，处于深睡眠状态。然而，实际上与之相反，**打鼾是具有代表性的坏睡眠信号**。

人在打鼾的时候，体内正在发生什么呢？

打鼾时人处于气道狭窄的状态。由于气道变得狭窄，呼吸时空气通道变窄，摩擦而产生了声音。在气道变窄的状态下，为了让肺部吸入足够空气，就需要比通常时候更多的能量。

我们每天仿佛理所当然地呼吸着，实际上呼吸这一动作是相当沉重的劳动。

例如，即使骑 1 小时自行车，也只消耗了 300 大卡能量；而什么运动都没做，人体 1 天也要消耗约 1500 大卡能量之多。这是因为呼吸的能量消耗很大。

仅仅是正常的呼吸，也要消耗大量能量。在气道狭窄的情况下进行呼吸，就如同在用细细的吸管拼命地吹气，使肺这个气球膨胀起来。

身体由于无法供给足够的氧气而非常难受，自主神经中枢就会指示横膈膜大幅度地活动，使肺膨胀起来。此外，打鼾会引发低氧状态，这样一来，自主神经就想通过加快心率、升高血压来维持氧气的供给量。

也就是说，由于睡觉时打鼾，**本应该让自主神经放松休息的睡眠，却使自主神经全速运转地工作起来**。如此一来，睡眠别说发挥疲劳修复的作用了，反而累积了疲劳。

据统计，目前存在睡眠问题、睡觉时打鼾的人已经多达 2000 万人了。

如果打鼾的情况恶化下去，就会引起睡眠中的呼吸停止。

如果呼吸停止，为了强行重启呼吸，人就会在无意识中醒来。身体的这一机制使人避开了生命危机。

然而，片刻之后，呼吸又一次停止，人又要为了重启呼吸而醒过来。在这种状态下，人不可能舒舒服服地睡觉。

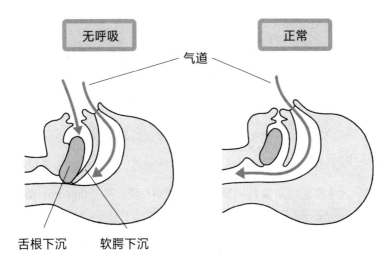

图 5　睡眠呼吸暂停时的气道示意图

接连发生的呼吸停止是非常危险的状态，属于睡眠障碍中的"睡眠呼吸暂停综合征"。

"睡眠呼吸暂停综合征"成了近年的社会问题，潜在患者数估计多达 250 万。与睡觉打鼾相比，睡眠中呼吸暂停使氧气的供给量进一步减少，因而造成了相当多的疲劳积压。

打鼾和睡眠呼吸暂停综合征，不单单会使疲劳积累下来，还会提高以生活习惯病为主的疾病患病风险。例如，患上睡眠呼吸暂停综合征，会使患高血压的风险提高 1.4—2.9 倍。

尽管确保了睡眠时间，白天却仍然困得不得了的人，可能原因就在于打鼾或睡眠呼吸暂停综合征。

"说不定我自己睡眠烦恼的原因就在于打鼾……"

下面为有以上疑虑的人士准备了检测表。这张检测表是京都大学大学院医学研究科福原俊一教授等人设计的"Epworth 嗜睡量表日本版（JESS）"。

如果得分在 5 分以上，就有必要考虑是否因为打鼾等导致睡眠质量低下和睡眠不足。如果得分在 11 分以上，就有患上睡眠呼吸暂停综合征的嫌疑了，这时就需要去专科医院接受治疗。

总之，先用下面的表格试着全面检测一下吧。

检测表的结果如何？

JESS™(Japanese version of the Epworth Sleepiness Scale)

处于以下状况时，你会发生什么程度的打盹（睡着数秒至数分钟）？请回想一下最近的日常生活并作出回答。

即使实际中没有发生过以下状况，也请想象一下如果是这种状况你会怎样并作出回答（①～⑧各项只能选一个结果）。请尽可能回答所有的项目。	结果(得分)			
	几乎不可能打盹	有一点可能会打盹	差不多有一半的可能会打盹	打盹的可能性很高
①坐着读点什么的时候(报纸、杂志、图书、文件等)	0	1	2	3
②坐着看电视的时候	0	1	2	3
③在会议、电影院、剧场等场所安静地坐着的时候	0	1	2	3
④乘坐别人驾驶的车 1 小时的时候	0	1	2	3
⑤午后躺下来休息的时候	0	1	2	3
⑥坐着与人聊天的时候	0	1	2	3
⑦午饭之后(没喝酒),静静地坐着的时候	0	1	2	3
⑧坐着写信或者写文件的时候	0	1	2	3

Copyright, Murray W. Johns and Shunichi Fukuhara. 2006.

表1　Epworth 嗜睡量表日本版

遗憾的是，仅仅依靠这张检测表，是无法诊断出睡眠呼吸暂停综合征的。为了能够作出诊断，还需要进行"整夜睡眠多导睡眠图（PSG）监测"。

　　整夜睡眠多导睡眠图监测，不仅适用于睡眠呼吸暂停综合征，也能用来检测各种各样的睡眠状态。过去，做监测需要在医院住一晚上，而现在只要在自己家里安装好简易装置再睡觉，就可以进行监测了。

　　住院的话，需要自己负担 3 万~8 万日元，而家中进行的简易监测在健康保险适用范围内，因此只要花费 3000 日元左右，上述的检测表也包含在监测内。对于睡眠抱有不安的人还是去接受监测比较好。

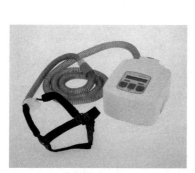 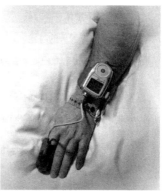

图 6　疲劳修复 CPAP 设备　　图 7　简易型整夜睡眠多导睡眠
　　　　　　　　　　　　　　　　　　　　图监测设备

（照片由东京疲劳·睡眠诊所提供）

　　如果被诊断为睡眠呼吸暂停综合征，CPAP（Continuous Positive Airway Pressure）疗法就成了治疗的中心。

　　所谓CPAP，就是持续正压呼吸疗法的简称。它是通过鼻罩和送气管向口腔输送空气，把气道往上推，使呼吸变轻松的治疗法。呼吸变得轻松了，就可以让自主神经得到休息，有利于疲劳修复。

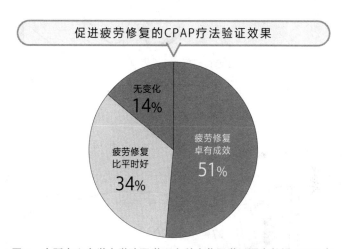

促进疲劳修复的CPAP疗法验证效果

无变化 14%

疲劳修复比平时好 34%

疲劳修复卓有成效 51%

图 8　大阪市立大学大学院医学研究科疲劳医学组调查数据，2014 年

　　CPAP 是独属于睡眠呼吸暂停综合征患者的治疗方案，但是我所属的大阪市立大学大学院医学研究科疲劳医学组，开发出了面向没有睡眠呼吸暂停综合征但很容易打鼾的人的"疲劳修复 CPAP"系统。

整夜睡眠多导睡眠图监测场景

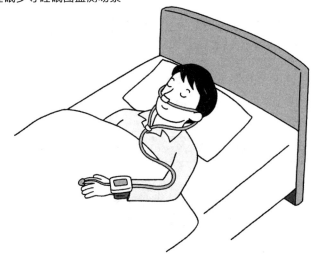

疲劳修复CPAP疗法场景

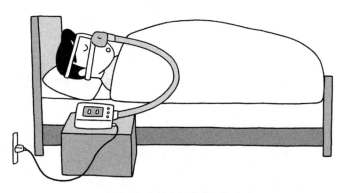

图9　睡眠呼吸暂停综合征的监测与治疗

　　为了测定效果，本系统以 41 个容易打鼾、感受到慢性疲劳的人为对象进行了实验。除去 6 位因在 3 天的佩戴治疗设备期间感到鼻罩不适而中止实验的对象，剩下的 35 人中，85% 以上的人能够真切感受到疲劳修复。

　　这也证明了本小节开头所说的，打鼾是具有代表性的坏睡眠的信号。

　　"打鼾而已。"——不要如此轻视打鼾，注意到它释放的信号，这是很重要的。

信号②　起床 4 小时后感受到困意

　　即使睡眠质量差，但如果这种差慢性化了，人也会渐渐变得难以察觉到白天的困意和表现的低下。而且，反过来，即使睡眠质量好，一般情况下午后较早的时段里也很容易犯困。

　　那么，根据困意来辨别好睡眠与坏睡眠的基准，究竟在哪里呢?

那就是"**起床 4 小时后的困意**"。

人类拥有生物钟，困意也在某种程度上为此节律所左右。

从生物钟的节律来说，起床后 4 小时是清醒振作的时段。也就是说，本来是不应犯困的时段。然而，如果睡眠质量差，那么就连在这个时段都会感受到困意。

睡眠的质量对本人来说并不容易掌握，那么姑且先试着检测一下起床后 4 小时的困意吧。

信号③　没有干劲儿，情绪易消沉

"没有干劲儿""情绪易消沉"这样的症状也是坏睡眠的信号。

可能有人会抱有疑问："睡眠与干劲儿到底有什么关系？"

为了容易理解一些，请试着回忆一下睡眠不足持续好几天时的情况。人变得很容易就感到疲劳，而且变得感情用事，会因为平时本来不在意的事情而情绪极其低落。这类的事，有没有发生过呢？

根据最新的研究，研究者得出了这样的结果：**睡眠不足只要持续 5 天，不安和抑郁就会加剧。**

一般认为，由于睡眠不足，脑中叫作杏仁体的控制感情活动的部分就会反应过度。因为杏仁体反应过度，人对一切的反应都比平时更敏感。

特别容易受到影响的是孩子。孩子与大人不同，不善于控制感情，所以更容易受到睡眠不足的影响。

如果睡眠不足持续下去，焦躁的情绪就会更加强烈，难以集中精神的状态就会增多，乍一看，有时也会显现出注意缺陷和多动性障碍（ADHD）这样的状态。因为孩子不像大人一样善于表现出困意，所以就会出现这种状态——**感情起伏激烈并不是因为心情问题，实际上睡眠不足才是原因。**

而且，我们也得出了睡眠不足和失眠会**提升抑郁症患病风险**这一研究结果。也可以说，睡眠的恶化被视为抑郁症的前兆症状。睡眠与抑郁症存在着不可分割的关系。

"没有干劲儿""情绪低落"，这种时候，我们要想到其中一个原因就是睡眠质量低下。

信号④　注意力涣散，失误多

切尔诺贝利核事故，挑战者号航天飞机爆炸事故，三英里岛核事故，这三起事故具有一个共同点，大家知道吗？

那就是，事故发生的很大原因是睡眠不足导致的人为失误。

睡眠不足持续发展，注意力就会下降，失误就会增多。

即便是简单的工作，也会受到睡眠不足的影响。

更可怕的是，如果睡眠不足慢性化，人就变得很难察觉到困意了。

即使感受不到困意，工作效率也会持续下降。此时工作效率的下降要比我们预想的严重得多。

范·道根（Van Dongen）等人在宾夕法尼亚大学与华盛顿州立大学开展的研究得出了这一结果：每天6小时睡眠，持续超过10天，认知功能下降的程度和通宵不睡时一样。据说，通宵不睡之后的工作效率比喝了七八杯烧酒兑苏打水后的工作效率更糟糕。所以，如果超过 10 天一直都是只有 6 小时睡眠，与大量饮酒后的工作状态没什么区别。

　　如果每天只有 4 小时睡眠的话，只要连续超过 1 周的时间，认知功能下降的程度就与通宵不睡时一样；如果持续 2 周，认知功能就和连续 3 天通宵不睡一样。

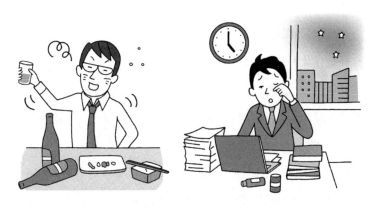

图 10　长时间睡眠不足导致的认知程度下降，与大量饮酒后的情况相当

　　当然，每人需要的睡眠时长因人而异，具有多样性，所以不能一概而论地说只有 6 小时睡眠的情况下，所有人都会受到影响。但是，睡眠不足、睡眠质量差会使认知功能明显下降、诱发失误，是毫无疑问的。

"总觉得最近注意力下降，失误变多了。"

这样的人，可能已经陷入了坏睡眠之中。

信号⑤　变得很容易感冒，动辄身体不适

"最近变得很容易感冒了。"

"生病的次数增加了。"

有没有发生这样的事呢？

符合这种情况的人，可能睡眠正在恶化。感冒的时候，比平时更早睡觉，这是合理的，免疫与睡眠之间存在着很大的关系。

病毒侵入体内的时候，为了消灭病毒，免疫功能发挥作用，此时体内生成的物质具有让人犯困的效果。

这是通过让人休息从而消灭病毒的机制。然而，睡眠质量降低，自主神经功能就会慢性下降，免疫力也会下降，因此就不能战胜病毒了。

结果，如果坏睡眠持续下去，人就会很容易感冒，容易生病了。

信号⑥　血压、血糖值很高

血压、血糖值高，也是一个信号。

说到血压和血糖值，是不是会想起饮食习惯呢?

其实，睡眠与此也有非常大的关系。

血压和血糖值，与自主神经紧密相关。

睡眠质量差，疲劳积压，自主神经的功能就会下降，交感神经会占据优势地位。**在交感神经占据优势地位的状态下，胰岛素的分泌受到了抑制，血糖值就会上升。**

胰岛素是在胰脏生成的激素，受饮食等影响，当体内血糖值上升时，胰岛素就会分泌出来，具有降低血糖的作用。因此，如果胰岛素的分泌受到了抑制，血糖值就不能充分下降，反而会居高不下了。

还有，如果日常总处于睡眠不足的状态之中，自主神经中枢发展为慢性疲倦，那么内分泌和免疫系统就会为了弥补自主神经功能下降而卖力运转。

结果就是类固醇激素增加，提高了胰岛素的抵抗性，最后导致糖尿病的发病风险升高。

而且，根据 1996 年发表的枥久保修氏等人的报告，即使仅有一天处在只睡 3 到 4 小时的睡眠匮乏状态，数据也显示第二天人的血压、脉搏也居高不下。

血压、脉搏数升高有各种各样的原因，不能一概而论；但是血压和脉搏数高的时候，可能就是睡眠变差的信号。

信号⑦　假日睡到中午

目前为止举的例子都是症状，这里也来关注一下生活方式吧。

第一个体现出坏睡眠的生活方式，就是"假日睡到中午"。

有这种现象的人是不是很多呢?

尤其是平日起床时间和假日起床时间相差 2 小时以上的人，需要注意了。

我们可能会听到"反正是假日，好好睡个觉有什么不好"这样的声音。

那么，假日睡到中午，究竟哪里不好呢?

问题在于，平时早晨很早就起来了，为什么到了假日却会睡到很晚呢？毫无疑问，这正表示平时的睡眠并不好。

正因为平日对睡眠无法感到满足，想要弥补，才会在有充足时间的假日睡了很久。

忙碌的现代社会，人难以保障有足够可支配的时间，难怪平日要睡眠不足了。然而，平日和假日的起床时间相差 2 小时以上的话，坏睡眠的可能性就很高了。

"星期一起床好困难。"

不是有很多人经历过这样的事吗？

假日足足睡到中午，本应该消除睡眠不足了，假期结束后却很困，这种情况通称为"忧郁星期一"（Blue Monday）。

它正是由假日睡到中午引起的。

当然，假期结束了，又要去学校或者去工作，所以心情忧郁——可能也有这个原因，但它大部分是体内的节律紊乱导致的。关于体内节律，我会在第 4 章详细讲述。起床的时间就决定了这个节律。

要是休息日睡到中午，睡眠节律就乱套了。想要让假日混乱的节律强行恢复为平日通常的节律，人就会产生疲倦。

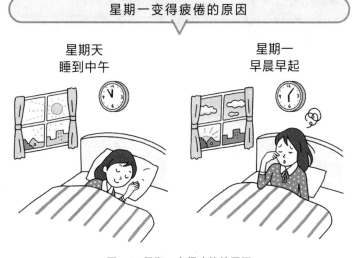

图 11　星期一变得疲倦的原因

这和时差症的状态非常相似。

时差症很难熬，是因为体内的节律与旅行地的时间是错开的。如果去的是时差小的地方，时差症也会轻一些。反过来说，如果时差大，时差症就会严重一些。

若是将平日和假日起床时间的偏差想成时差，是不是自然而然就能理解假期结束后起床很困难的原因了呢？

顺便说一句，经常被提及的"攒觉"，是做不到的。

"因为假日睡足了，所以平日就算睡眠不足也没关系！"不能这么说。

然而，虽然不能够积攒睡眠，却可以归还所欠。也就是说，**在假日弥补每天的睡眠不足在某种程度上是有可能的**。然而，要是因此而睡得过久，假期结束时就会很难熬。

休息日睡到中午，这样的你可能陷入坏睡眠的状态之中了。所以假日的早上也不要很迟才起，前一天晚上尽量做到比平时更早睡觉吧。

信号⑧　经常打瞌睡

"乘电车的时候，不知不觉就昏昏欲睡，坐过了站。"

"还没察觉到，就已经在家里打了个瞌睡。"

这种事的频繁发生，可能是坏睡眠的信号。打瞌睡被视为坏睡眠的信号的原因有两个。

第一个是**白天感受到困意**。不能够忍耐困意，打起了瞌睡，这是因为夜间睡得不够或者睡眠质量很差。

第二个是**打瞌睡可能会造成夜里睡不着**。如果打瞌睡，目前为止累积的困意就会被消除。相应地，本来有利于夜里酣然熟睡的困意也消减。

"因为打了瞌睡而夜里睡不着；因为夜里睡不着而白天想睡觉，又一次打起了瞌睡。"

很可能就陷入了这样的恶性循环之中。

如果过于频繁地打瞌睡，在不可以睡觉的场所睡着，也可能是患上了下面所说的睡眠疾病。

一种是在打鼾一节中介绍过的"睡眠呼吸暂停综合征"。患上睡眠呼吸暂停综合征，睡眠质量会变差，因此产生强烈的困意。为此，就会产生打瞌睡、坐着打盹儿等症状。

然后还有一种，是"发作性睡眠症"。**发作性睡眠症，是一种尽管夜里睡得很充足，白天也会受到难以忍耐的困意侵袭，反复坐着打盹儿的疾病**。发作性睡眠症，一般被认为是由控制觉醒的激素食欲肽缺乏引起的。患上这种疾病，即使是在考试、驾驶等通常不能睡觉的场合，人也会睡着。

除了困意之外，发作性睡眠症也存在突然体力丧失、摔倒在地等症状。

得了发作性睡眠症，就需要去专门的医疗机构接受治疗。如果重新审视生活方式后，睡眠也没有得到改善，还是会有难以忍耐的困意，这种情况下试着去检查一次比较好。

信号⑨　一上床，马上就睡着了

"上床之后，3秒钟就能睡着！"可能在读者之中也有这样的人。

对于失眠的人来说，这是非常令人羡慕的，但是，实际上这样的睡眠很有可能是坏睡眠。

人在入睡的时候，本就不是像开关一样，一下子从觉醒切换为睡眠，而是一点点地睡着的。也就是说，从上床之后到睡着之前要花一段短暂的时间，这样的状态才是自然的。

然而，如果每天的睡眠质量恶化，陷入慢性睡眠不足，就可能发生一上床马上就睡着这样的事。

"因为一上床马上就能睡着，所以睡眠没有问题。"

这样想的人，可能也在不知不觉中陷入了坏睡眠的状态。

一乘坐出租车或巴士马上就睡着，在飞机起飞之前就睡着，这样的人群也需要注意了。

为"无论在哪里都能睡着""容易入睡"而感到骄傲的人中，有很多是睡眠不足或者患上睡眠呼吸暂停综合征的人，这也是事实。

信号⑩　依靠闹钟醒来

可能有人会想，依靠闹钟醒来，是理所当然的。然而，其实这也是睡眠恶化的一个原因。为了睡醒时能够神清气爽，睡眠本身的重要性自不必说，怎么醒来也同样很重要。

那么，依靠闹钟醒来，这有什么问题吗？

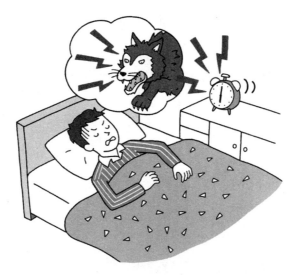

图 12　对人体来说，闹钟唤醒和突然面临危险的状态是相同的

在自然界中，声音是有利于觉察自身所面临危险的重要信号。巨大的声音突然响起，在自然界意味着敌人来袭等危险正在逼近。

闹钟唤醒时的声音，对人的身体来说，相当于突然进入面临危险的环境。

从副交感神经占优势地位的睡眠状态，突然切换为交感神经占优势地位的临战状态。这对自主神经来说是相当艰难的事。

如果在一天的开始就这样过度地使用自主神经，疲劳就会积压下来。好不容易通过夜晚的睡眠从疲劳中恢复过来了，却从早晨开始便疲惫不堪，这就太可惜了。

就像这样，即使睡眠本身良好，也有可能因为醒来的方式欠佳而导致睡眠恶化。

信号⑪ 由于盗汗，睡衣湿透了

"早上起来，由于盗汗，身上湿淋淋的。"

"从噩梦中醒来，出了好多虚汗。"

大家也有过这样的经历吧。

人在睡眠中流出大量虚汗，是因为人体**正在通过出汗，进行体温调节**。

通过降低体温能让睡眠的质量变好，因此，盗汗在某种程度上是人所需要的。不过，降低体温靠手掌、脚背等的不感蒸发（指除出汗外，皮肤以及呼吸产生的水分损失）就已经足够了，全身都大量出虚汗的状态很明显是坏睡眠的信号。

这是因为，体温调节是自主神经的使命。

出了大量虚汗，也就是说，自主神经总是在进行体温调节。换言之，自主神经总是在工作。

一整晚都在持续调动原本应该休息的自主神经，疲劳哪里还能消除呢？反而会一直积压下去。疲劳不能充分消除，所以大量的虚汗可以说是坏睡眠的信号。

信号⑫　早晨起床时，感觉身上痛

"头痛""肩痛""腰痛"，有时是不是刚醒来不久就感觉身体疼痛呢？

这也是坏睡眠的信号。

追究这些症状的原因，我们能想到是寝具不适合。一直使用不适合身体的寝具，不仅睡眠的质量会变差，也会给身体造成负担。

仅仅凭借更换寝具，并不能一口气解决所有睡眠问题，**但是可以通过使用适合自己身体的寝具来提高睡眠质量。**

第 5 章我会讲讲选择寝具的要点，所以请有意向的读者一定要读一读。

专栏：睡眠不足造成的损失为 3 兆多日元?!

第 2 章，是以坏睡眠的信号为中心展开话题的。

"我从来没有想过连这种事的原因都在于睡眠！"就像这样，坏睡眠在不知不觉间，就已经对我们的生活造成了巨大影响。

有个数字能让人更直观地理解这种影响，我来介绍一下。

"3 兆 5000 亿日元"

这个金额是 2007 年统计的由于睡眠不足导致的工作效率低下、迟到、早退、缺勤等而引起的经济损失。而且，与睡眠有关的医疗费没有计入其中，因此实际上的经济损失可能更多。

同样的统计，20 世纪 90 年代也曾在美国开展过，当时得到的数字高达 10 兆日元。

睡眠的问题如今已不是个人问题，作为社会全体的问题，它必须得到解决。

第 3 章

优质睡眠的 9 个效果

早晨神清气爽，不易生病，头脑变聪明，人变漂亮……

好睡眠不可或缺，不论是谁应该都很清楚这一点，但是不知为何在日本睡眠常常受到轻视。

　　其中的原因在于好睡眠的效果还没有充分为人所理解。如果知道了好睡眠带来的效果，此前的观念应该会发生改变。

　　那么，让我们马上来看一看好睡眠具有什么样的效果吧。

细胞得到修复，身体不易疲劳

如果能够获取好睡眠，人就会变得不易疲劳。

所谓好睡眠，就是能够消除疲劳的睡眠。因为，**如果获得了好睡眠，每天的疲劳就能当天修复，疲劳就不会积压下去**。显然，这是很重要的。

如果一直没有从疲劳中恢复过来，对睡眠来说，疲劳也会渐渐变得很难消除。

若是短期疲劳，用两到三日慢慢休息的话，大部分情况下都能修复。然而，疲劳超过这个程度且一直持续下去的话，就会变成中期疲劳，不仅是对自主神经，也会对内分泌系统和免疫系统造成影响，因此即使休息了数日，要完全修复也变得很难。

疲劳的3种类型

①短期疲劳

虽然疲劳，但睡一觉就能恢复过来的状态。

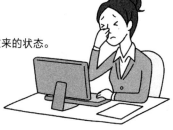

②中期疲劳

无法通过睡眠完全修复、疲劳开始蓄积的状态。修复疲劳要稍微花些时间。

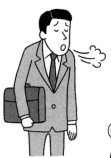

③长期疲劳

疲劳继续积压，仅靠睡眠很难消除疲劳的状态。为了修复疲劳，需要花相当多的时间。

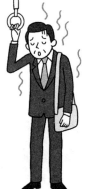

图 13　疲劳的 3 种类型

　　而且，疲劳难以修复的状况慢性持续下去，就叫作长期疲劳，即使休息了数日，也很难回到原本精神饱满的状态。换言之，自主神经中枢的细胞生锈了，锈迹紧紧黏附很难去除，细胞不仅不能发挥本来的功能，还会马上迎来死亡。这就是老化。

　　也就是说，使疲劳一拖再拖，对自主神经中枢持续施加负担，相当于使人加速老化。

　　为此，让前一天的疲劳在次日早晨得到修复，是很重要的。

　　如果能够通过优质睡眠，即保养自主神经中枢的睡眠，使生了锈的细胞修复过来，次日就可以从疲劳度为 0 的状态开始。这样一来，即使没有完成当天的工作，自主神经中枢也不至于疲劳困倦地迎接夜晚的到来，所以，优质睡眠就有可能实现了。

免疫力上升，增进健康、预防疾病

"酣然熟睡过后，身体状况很好"这种感觉，是不是无论谁都有过呢？获得好睡眠，**具有增进健康、预防疾病的效果。**

从日常生活来说，我们能够通过获得好睡眠来提高免疫力。就像我们有"感冒的时候好好睡一觉马上就好转了"这样的经验，免疫与睡眠之间存在着很大的关系。

实际上，我们已经明白，在病毒、病原体等侵入体内的时候，免疫反应会产生干扰素，它能使人感到疲乏、困意与情绪低落，进而也就形成了通过让人睡觉来促进休息的机制。

还有，从疾病的观点来看，与睡眠、疲劳关系密切的是**生活习惯病**。糖尿病、高血压、脑卒中、心肌梗死等，都会由于睡眠恶化而导致患病风险上升。

反过来说，如果能够获得好睡眠，消除疲劳，就能够预防生活习惯病。

根据睡眠时间与患病风险之间关系的研究，我们知道睡眠时间在 7 小时左右的人患病风险最低。研究结论是，7 小时左右睡眠时长的人患病风险最低，此外不论睡眠时间更短还是更长，患病风险都会上升。

因为睡眠时间长而患病风险上升的原因尚不清楚；不过，需要更长时间的睡眠，一般认为是睡眠质量差的一个指标。

并且，获得好睡眠，一般认为也能预防认知症。

一般认为的认知症的起因是 β‐淀粉样蛋白（Amyloid β）的蓄积。这个 β‐淀粉样蛋白在人醒着的时候产生，正常情况下，通过睡觉，短时间内就会被分解。

然而，如果睡眠质量差，对 β‐淀粉样蛋白的分解就不能顺利进行，它就会一点点蓄积下来。蓄积量过多就会出现认知症的症状。

"因为我还年轻，不用担心认知症……"或许有很多人这样想，但是 β‐淀粉样蛋白的蓄积，其实从认知症症状出现前的 20~30 年就开始了。

早早开始获得好睡眠，不仅能使每天的身体状况变好，还关系到生活习惯病和认知症的预防。

整理信息，提升记忆力

假设一下，临近重要的考试，我们必须熟记大量的内容吧。这个时候，许多人就会想要削减睡眠时间，好歹多学一点。

考试前一天，如果时间紧迫，也会通宵学习。或许会产生"削减了睡眠时间，我努力了！"这一满足感，不过，这么做有很大可能会取得反效果。

学完单词之后不久就去睡觉，和放弃睡眠继续学习，哪一种情况下记住的单词多呢？ 1924 年，詹金斯和达伦巴克进行了一个实验。

不睡觉而坚持学习，学习时间变长，能记住很多单词，一般人可能会这么认为，但实际上还是好好睡觉结果更好。

这是因为，**睡眠过程中在进行着记忆的定着**。人睡觉的时候，会在脑中整理当天发生的事,将其作为记忆定着下来。一天之内发生的各种各样的事情,经过时间的流逝,大部分也会被遗忘,而通过获取睡眠,这些事变得不容易忘却。也就是说,通过获取睡眠,记忆力有所提升。

而且,山口县山阳小野田市教育委员会在 2006 年进行的调查,也得出了"睡眠时间符合其年龄需求的孩子成绩是最好的"这一结果。

确保睡眠时间,很有可能也意味着要相应地减少学习、工作等事务上所用的时间,因此,睡眠时长应该增加到多少能达到平衡,正是其中难点。然而,**如果能够获得好睡眠,就一定能够更有效率地记忆。**

提升工作效率

在第 2 章中说过，睡眠不足会使注意力与工作效率下降。

这里再强调一次，如果持续 10 天每天只保持 6 小时睡眠，认知功能的退化就会和通宵达旦后程度一样了。

还有，在通宵的情况下，工作效率下降程度虽然也明显存在个人差异，但是相比于喝了七八杯烧酒兑苏打水饮料后的状态，认知能力下降得更为严重。

反过来思考就是说，如果能获得好睡眠，也就能提高工作效率。其实，想象一下以平时习以为常了的工作效率，再加上通宵或大量饮酒的话……就会知道效率会差到什么地步了。

"如果能获取好睡眠，工作效率能上升到什么程度呢？"

是否会感到如此这般的欢欣雀跃呢？

还有，人们也得到了"**通过获取睡眠，技能提升，获得了洞察力**"这一研究成果。

根据哈佛大学的斯蒂克戈尔德（Stickgold）开展的研究，让生手练习某款计算机游戏，之后，把他们分成睡觉组与通宵组，一组正常睡觉，一组通宵。此后的两三天内，两组成员都正常休息、睡觉，之后再通过一次游戏练习来观察两组的练习成果。结果是第一天好好睡觉那一组的游戏进步程度比通宵组的更高。

在德国的旺格（Wanger）等人所进行的研究中，让受试者解答问题。问题具有这种特性：如果埋头苦做计算，就要花一定时间，而发现了隐藏的规律就能轻而易举地解题。问题布置下去之后，受试者分成睡觉组和不睡组，比较两组的结果，结论是前者中能发现规律的人是后者的 2 倍以上。

造成这些结果的**原因在于，通过睡眠对记忆进行整理，技能和洞察力都提高了**。如果昨日之前还做不到或者不明白的事情，现在突然就能做到了，这也许就要归功于睡眠。

通过获取好睡眠，人们在学习、工作等方面都可以取得高效的进展。

加深程序记忆，提升运动能力

　　前面已经介绍过通过好睡眠，能使记忆力提升与工作效率提升；除此之外，与之相关的运动能力也会得到提升。

　　这和前面所说的记忆有很大关系。实际上，运动也是记忆的一种，它是记忆中的**"程序记忆"**这一类型，就像骑自行车和游泳一样，一旦记住就不会轻易忘掉。

　　要想提高运动能力，需要反复练习，等我们做到时，我们就会感到"有进步！"

　　为了能达成新的运动，需要的正是程序记忆。而且，程序记忆也是像背单词一样在睡眠中实现记忆定着的。因此，获取好睡眠与运动能力提升有关系。

　　还有，人如果能获得好睡眠，就会进入细胞不受损伤、疲劳消除的状态，因此就能表现良好，这一点也很重要。

　　再者，程序记忆，也适用于运动之外的其他情况。

　　例如，乐器的演奏。

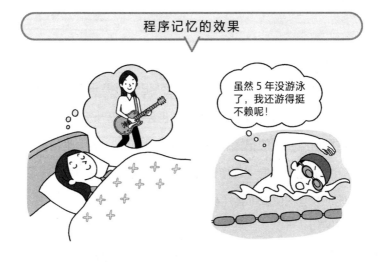

图 14　程序记忆的效果

　　从随心所欲地活动手指和肢体这一点来看，乐器演奏的能力也是运动能力的一种。练习之后睡一觉，以此来记住手指的活动方法、肢体的活动方法。通过获取睡眠，演奏乐器的技艺也会变得娴熟。除此以外，记住并掌握素描、打字、工作，也可以说是程序记忆。

像运动、乐器演奏等所谓"靠身体来记住、掌握"的东西，都能够通过获取好睡眠高效地习得。

预防身体"生锈"，提高美容和抗衰老效果

"疲劳的原因在于活性氧"这一点在第 1 章就已经说过了。其实，**活性氧也是老化的原因。**

衰老与疲劳的机制基本上是相同的。无论哪个，都是活性氧令身体细胞生锈、受伤所引起的现象。

"作为修复细胞、消除疲劳的疲劳修复因子 FR，其反应性会由于衰老而降低。"

这就是衰老发生的要因。由于衰老，FR 的**反应性降低**，因此没修复完的细胞增多了，结果身体生锈、受伤，衰老也就发生了。

然而，正如我在"最大限度发挥睡眠的作用"这个小节里说

的，通过获取好睡眠，我们能够高效地修复细胞。如果每天都能实现细胞的修复，就可以预防身体的生锈与受伤，抑制衰老。

也就是说，睡眠具有非常可观的抗衰老效果。而且好睡眠对美容也有影响。

通过好睡眠而大量分泌出的**生长激素，具有促进新陈代谢的效果。新陈代谢变得活跃了，便能生成新的细胞。**

若能通过好睡眠，让细胞修复与新细胞生成平稳扎实地进行，则有利于保持美丽的肌肤，预防皱纹与色斑的产生。

减肥顺利进行

关于美容，我再介绍一条知识。

好睡眠与减肥之间存在着巨大的关系。说到减肥的基础，就是饮食。

"虽然知道减少食量就会瘦下来，但总是会不停地吃。"

这是减肥的永恒难题。

坚持了好多年的减肥，却总是得不到成果，**这样的人有可能不是意志薄弱，而是睡眠不好。**

实际上，睡眠不足、劣质睡眠都和吃得过多有关，这与"饥饿素""瘦素"这两种激素有关系。

首先，饥饿素是增强食欲的激素。如果饥饿素增多，"想吃东西"的欲求就会增加。

另一方面，瘦素是让人感受到饱腹感的激素。如果瘦素降低，即使吃了很多，也很难获得饱腹感。

睡眠不足与劣质睡眠持续下去的话，饥饿素就会增加，瘦素就会减少。

饥饿素增加，食欲就会增强。瘦素减少，饱腹感就会减少。

也就是说，一方面，"想要吃东西"的欲求增加了；另一方面，却变得很难获得饱腹感，因此，不知不觉地就吃得太多了。

如果能够获得好睡眠，不仅能抑制饮食过量，也能通过生长激素促进新陈代谢，有助于形成易瘦体质，等等。好睡眠具有这些减肥的效果。

消除累积的精神压力

现代社会，人很容易感受到精神压力。当人产生强烈的压力时，体内就会分泌出某种激素。

那就是**"皮质醇"**。

皮质醇与精神压力有关，压力减少，它的数量就会减少。然而，如果常常处于精神压力之下，皮质醇的分泌量就常常居高不下。皮质醇增加了，免疫力就会下降，患上生活习惯病的风险也会上升。

为此，平时在生活中就要为了避免皮质醇分泌过量而减轻精神压力。

因此，如果我们能够获得好睡眠，就能够减轻压力，防止皮质醇的增多。

皮质醇也是与睡眠有着密切关系的激素，它是有利于觉醒的激素。人快要睡醒的时候，体内皮质醇的数量就会增多，人会在其作用下觉醒。

从入睡直到觉醒，它都发挥着重要的作用。相反，如果想要睡觉的时候皮质醇的数量很大，人就无法入眠了。这就是有精神压力的时候睡不着的原因。

"精神压力大→睡不着→压力无法消除→更加睡不着了"——就会形成这样的恶性循环。

让我们获取好睡眠，消除精神压力吧。

分泌血清素，获得"心的安定"

你了解"**血清素**"吗？

血清素，别名也叫"**幸福激素**"，具有安定内心、激发热情的作用。反过来说，如果血清素减少了，精神就会变得不安定，感情的起伏就会变得激烈。

近来，一般认为，**亟须采取对策的抑郁症发病是由血清素不足所导致的**。

实际上，血清素与睡眠之间存在深厚的关系。

如果睡得好，早上起来的时候，脑内产生的血清素分泌量就会变多。

血清素在起床后的 14~16 小时之后，就会转化成为诱发困意的"**褪黑素**"。褪黑素又叫"睡眠激素"，在脑中发挥作用，调整体内环境，使之适合睡眠。

因此，如果由于睡眠不足而导致血清素分泌量很少，那么人不仅会焦躁不安，从血清素转化而来的褪黑素也会减少，甚至入睡都会由此受到阻碍。

如果睡得好，就会产生"睡得好→血清素足量分泌→内心安定→睡得好"这样的良性循环。

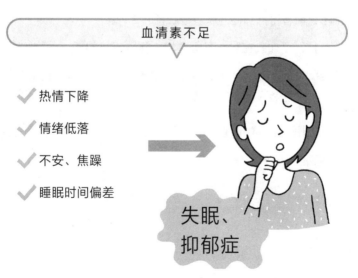

图 15　血清素不足的弊端

根据以日本 24686 位普通成年人为对象的研究（抑郁症与睡眠障碍的关系：全日本范围内大众研究，The relationship between depression and sleep disturbances: a Japanese nationwide general population survey）数据，得出了"保证优质、合适的睡眠时间的人抑郁程度低"这一结果。

还有，根据约翰斯·霍普金斯大学的派翠西亚·常（Patricia Chang）等人在 20 世纪 90 年代以同一所大学的医学生为对象开展的研究，我们得知，在校生中有失眠问题的人与无失眠问题的人相比，前者得抑郁症的风险是后者的 2.1 倍。

而且，正如我在第 2 章所说的，睡眠不足的话，大脑的杏仁体就会反应过度，人会变得很容易焦躁不安，也很容易情绪低落。

好睡眠也能够抑制上述"心的过敏反应"，因此，睡眠与"心的安定"有关。

专栏：短时间睡眠，真的能做到吗?!

"不管是谁，都能做到短时间睡眠！"

最近经常能看见倡导这样内容的书和报道。

然而，听到不管是谁都能做到短时间睡眠的论断，一般都会觉得相当可疑吧。提到短时间睡眠，经常说的是如果扎扎实实地获取了深睡眠，那么即使睡眠时间很短也没问题。除此之外，好像也有反复浅睡等方法。

根据国立精神·神经医疗研究中心在 2016 年发表的研究成果，我们明白了程度浅的非快速眼动睡眠和快速眼动睡眠对于维持代谢和应对精神压力的功能很重要。

虽然缩短睡眠时间，但优先获取深睡眠，因此整体来看深睡眠的比例增加了，理论上没错。

然而，并不是说因为获取了深睡眠，睡眠时间短就不会影响健康。

正如我在关于 8 小时睡眠时长那部分所说的，睡眠时间存在个人差异。既有人依靠短睡眠就可以健康地度过一生，也有人必须获得充足的睡眠。

"我想要短时间睡一下就完事。"不要如此轻视睡眠，而要重视睡眠，这么做，结果应该会对你有所助益。

有助于优质睡眠的好习惯

从早晨起来到夜晚就寝，该如何度过？

这一章，谈论的是有利于取得良好睡眠的具体方法。请试着从生活中可以实践的方法开始吧。

与其固定入眠时间，不如固定起床时间

那么，咱们就从起床的时候开始看一看吧。

起床时第一重要的是"在固定的时间起床"。这和生物钟的节律有关系。

人有着以大约 24 小时为周期的生物钟节律。

它叫作**昼夜节律（日节律）**。这个节律，决定了体内的活动时间、发困时间，等等。**为了取得好睡眠，调整这个昼夜节律就变得很重要了。**

于是，有利于此的方法之一便是"在固定的时间起床"。做到在固定的时间起床，就可以总是保持同样的节律了。

那么，反过来说，如果每天都在不同的时间起床，会怎么样呢？

　　首先，一般来说人的发困时间基本上是由起床时间决定的。简单说来，如果比前一天迟 1 小时起床，发困的时间就会推迟 1 小时。即使在和平日相同的时间上床，入眠时间也会不一样。

　　回忆一下假日不知不觉睡到中午才醒，或者睡了很久午觉后夜里怎么也睡不着的情景，也许就好理解了吧。

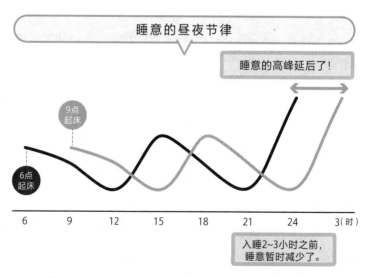

睡意的昼夜节律

睡意的高峰延后了！

9点起床

6点起床

| 6 | 9 | 12 | 15 | 18 | 21 | 24 | 3（时） |

入睡2~3小时之前，睡意暂时减少了。

图 16　昼夜节律改变与睡意产生时间的关系

"想睡的时候睡，想起的时候起。"

如果能够过上这样的生活，即使起床时间每天不一样也没问题，但是实际上，我们必须在固定的时间去学习或者工作。即使假日睡到中午，假日结束后也必须一大早就起床。

即使是想着"因为明天必须早起，今晚早点睡吧"，但如果今天已经睡到了中午，这时入眠时间就会延迟。然后，第二天就会变得睡眠不足。

虽说到了工作日能够恢复提早起床，但身体并不能马上就恢复到原来的节律。周末和平日**起床时间相差越大，恢复原本节律要花的时间就越多**。

正如我在第 2 章初步讲过的那样，想象一下时差症，就好理解了。从海外回来的时候处于时差症之中，无法立刻适应本地的节律，身体暂时没有恢复常态。同样，如果起床时间乱糟糟的，体内就会产生与时差症相同的反应。

这种如同时差症的不调，在一连数日遵守固定的起床时间之后，也就会回到原先的节律。

然而，刚恢复原先的节律，就又到了假日。然后假日又睡得过多，假日结束时又很难熬……陷入如此循环的人非常多。

这样一来，一周的大部分时间都会在非正常状态下度过。

如果能够做到每天在同样的时间起床，就能够常常在正常状态下活动。 由于节律是固定的，因此入眠时间也在某种程度上是固定的，人就很容易入睡。

要是平日里忙忙碌碌，一直睡眠不足，尽管脑子里清楚该怎么做，假日却还是会睡得很久。这样的时候，**设法将假日睡眠时长与平日睡眠时长的差值控制在 2 小时以内，平日也会变得轻松。**

"才 2 小时，这可不够呀！"会这样说的人，还是采取我随后介绍的午睡法吧。

通过在固定的时间起床，我们**不仅能收获好睡眠，白天活动时也会很有干劲儿。**

柔光唤醒闹钟对自主神经更友好

为了取得好睡眠，重新审视叫醒方式也很重要。

我想，为了醒来，大家通常都会用到的工具是闹钟或者手机闹钟。然而，只要改变这个习惯，就能做到一觉醒来神清气爽。

我在第 2 章也提到了，**依靠声音唤醒会给人带来非常大的精神压力。**

感受到精神压力，这也会对自主神经造成影响，因此与疲劳也是息息相关。要是一大早就感受到疲劳和压力，那么神不清气不爽也是理所当然的。所以，我来介绍一下更为自然的令你神清气爽地醒来的方法。

那就是**利用光来唤醒**。

光对于身体而言，是告知早晨到来的信号。在还没有电灯的时代，日暮天黑，人就去睡觉；朝阳升起，就会醒来。现代人的身体至今也仍适应于这个节律。

所以，**如果沐浴在光里，身体自然地就会进入觉醒的状态**。

那么，我就来说一说在日常生活中可以实践的方法。

第一个方法，就是**事先把窗帘稍微拉开一点**。这样一来，早晨，光就会渐渐地从窗帘的缝隙中透进来，因此，我们便可以期待人会自然地醒来了。

第二个方法，就是**利用光唤醒闹钟**。依靠透过窗帘照进来的光醒来不失为一个好方法，但是我想，也有人会因为拉开窗帘而睡不着，或者在安全防范方面感到不安，还有出于轮班等原因必须在白天睡觉的人，等等。

这样的人士，也可以试试利用光唤醒闹钟。睡前设定好起床时刻，一到时间，光线就会一点点变得强烈，人就会在设定的时刻自然而然地醒来——光唤醒闹钟就是这样的工作机制。

不过，猛然暴露在强光下，被闪光灯的光照射，等等，依旧会让交感神经紧张。所以，像日出那样光线一点点变得明亮效果更好。

　　唤醒闹钟的灯光颜色也不能是日光灯般的颜色，像朝阳的淡红色才比较理想。如今，光线为淡红色的照明灯具在市场上也有售卖；给一般的灯蒙上一层淡红色的耐热性玻璃纸也是一种好方法。

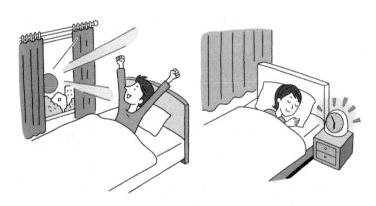

图 17　利用光唤醒比闹钟唤醒对自主神经更友好

　　对于在此介绍的依靠光唤醒的方法，你可能感到不安，怀疑仅靠这个而不使用闹钟能否醒得来。其实，**人拥有在某种程度上靠自己来控制觉醒时间的力量。**

那就是**自己觉醒法**。

你也许难以置信，但是如果睡前意识到"明天要××点醒"，大约半数的人就能在那个时间醒来。

这并非偶然，而是由于体内控制觉醒的皮质醇的分泌节律发生改变而引发的。一般情况下，对于这样的体内激素的分泌我们并不能有意识地加以控制，但是关系到觉醒的话，就是可行的了。

自己觉醒法是通过体内激素分泌进行唤醒的，因此能够做到醒来时比平常更加神清气爽。我想，突然改变成用这种方法唤醒会让人感到没有安全感，因此就请大家先从假日开始，一定要试一试。

尽管如此，可能还是会有"试了试自己觉醒法，却没那么顺利""明天有重要的计划，所以绝对不能迟到"等需要闹钟的时候吧。为这种时候考虑，我来介绍一个能够稍微减少一点闹钟的坏影响的方法。

那就是，**阶段性地放大闹钟的音量。**

闹钟的缺点就是突然发出很大的声音。随着时间的推移，一点点放大音量，睡眠就会一点点变浅，也能够减轻自主神经的负担。

早晨沐浴在阳光之下

有人会有"早晨起来后首先拉开窗帘，让阳光照进房间"的习惯，这是非常好的习惯。

醒来之后，充分沐浴在阳光之下，不仅有利于睡意消散，也有助于夜里酣然入睡。

我说的阳光，不是直射日光，只要是射进房间的柔和光线就足够了。即使是让人能够轻而易举地阅读报纸这种程度的间接光线，效果也足够了。

此处也很重要的，是名为**昼夜节律**的生物钟节律。前面提到过就寝时间是根据起床时间决定的，这是因为生物钟节律是通过沐浴阳光而重新设定的。

通过沐浴在阳光下，身体能够认识到"到早上啦"。早晨心情舒畅地沐浴在阳光之下，之后，过了 14 至 16 小时，天色转暗，人体就很容易分泌出褪黑素这一促进睡眠的激素。褪黑素的足量分泌，对于获得好睡眠是必不可少的。

"如果晒不到阳光，会怎么样？"从结论来说，体内的节律会一点点地发生偏差。

人的生物钟节律是大约 24 小时，而不是正好 24 小时。虽然也有个人差异，但平均来看，周期是 24 小时 10 分钟。

"10 分钟而已……"可能你们会这么想，但**每天推迟 10 分钟，仅仅 1 周就会产生 1 小时以上的偏差**。也就是说，若是晚上 10 点入睡的人，这样 1 周之后就会直到晚上 11 点才能睡着。

纠正偏差、让生物钟重新设定的是阳光。

凭借眼睛深处的视交叉上核这一生物钟中枢来感知光亮，生物钟节律得以重新设定。

这里必须注意的是，**能重新设定节律的不是照明灯光，而是阳光**。沐浴在阳光之下才是重点。

要说二者有何区别，那就是**光的强度**。屋内的照明灯光与阳光，这两种光的强度之间存在的差别，我们的眼睛感受不到。而实际上阳光比照明灯光强达数倍至数十倍。

可能也有人抱有疑问："阴天或雨天怎么办呢？"请你们放心。就算是阴天或者雨天，阳光的强度对于重新设定生物钟节律来说也足够了。倒不如说，请避开直射日光，沐浴在漫射进房间里的这种强度的阳光之下，亮度这样就足够了。

也可以养成在刷牙的时候，一边确认当天的天气，一边从窗口向外眺望的习惯。时间上只要花几分钟就足够了。只要这样，就能感受到自然光了。

"早晨起来后，充分沐浴在阳光下。"

坚持这么做，你不但能够醒来时神清气爽、心情舒畅，还能够拥有夜晚的酣睡。

吃早饭能调整睡眠周期

如果依靠阳光来重新设定生物钟，那就也借助早饭来调整生物钟吧。这也有助于好睡眠。

生物钟的中枢，正如刚才所说的，位于眼睛深处的视交叉上核处，而实际上身体细胞中到处都存在着控制生物钟的**时钟基因**。

其中之一，是**胃**。

吃早饭时，胃的运转变得活跃起来，驱动内脏的指挥部——自主神经也会从睡眠中醒来。除了光，还可以靠饮食来打造节律。即使没有充足的时间吃早饭，只要简单吃点什么，与不吃饭相比就有非常大的不同。

在与饮食有关的话题中，我经常会听到"有没有有利于睡眠的食物呢"这样的提问。好像有时也能从电视、杂志上看到和听到像这样的内容。

实际上，"有利于睡眠的食物"有几种。

然而，这些并非是大家所想象的那样"吃了的话当天就能酣睡"的食物。

要说它是什么样的食物，那就是**含有"色氨酸"这一成分的食物**。色氨酸是人体必需氨基酸之一，但它无法在体内合成，因此必须从膳食中摄取。

色氨酸是需要通过沐浴阳光才能分泌出来的褪黑素的本源物质。随着色氨酸的增加，诱发睡意的激素——褪黑素也会增多，因此富含色氨酸的食物可以说是"有利于睡眠的食物"。

顺便说一句，从色氨酸到褪黑素的转化过程中，还有一种叫作血清素的物质参与其中。

血清素具有使精神安定下来的作用，在白天的日常活动中是不可或缺的。由于血清素会转化为褪黑素，所以就像第 3 章中介绍的那样，它与好的睡眠与心的安定息息相关。

富含"色氨酸"的食物，有奶酪、牛奶等乳制品，以及香蕉等。偶尔会看到"热牛奶助安眠"这样的说法，其根据也许在此。

不过，"牛奶中所含的钙能够抑制焦躁情绪，所以能让人睡着"这种说法就错了。医学上可以断言，钙并没有抑制焦躁的效果。

对于"热牛奶助安眠"这种说法的根据，一般认为，可能主要原因在于热乎乎的液体把胃填满时，副交感神经处于优势地位。

一般来说，如果能做到膳食均衡，那么基本上不会发生氨基酸不足的情况。也没必要拘泥于特别摄入牛奶或乳制品。实际上，通常摄入量的热牛奶中，也并未含有足量到能促进安眠的色氨酸。

"好好吃饭，保证膳食均衡。"

无论对于健康还是对于睡眠，都是基础。

能缓解疲劳的食物，也有助于睡眠

说到"能缓解疲劳的食物"，你会想到什么呢？

"吃鳗鱼能从疲劳中恢复过来""吃大蒜能增强体力""疲劳的时候就喝功能饮料"等，像这样的食物，你也许会联想到一些吧？

然而，能被证明具有疲劳修复效果的，以上食物一个也没有。

鳗鱼也好，大蒜也好，在日本还很贫穷、人们营养不足的时代，作为补给营养的食物是有效的。**正因为当时营养不足，所以通过补充缺乏的营养，能够实现疲劳修复。**

而平时就在吃高营养价值的食物的现代日本人，即使吃了这些、喝了这些，也不会有疲劳修复效果的。

其实，能缓解疲劳的食物另有他物。

那就是**鸡胸肉**。

鸡胸肉含有大量**咪唑二肽**这一成分。

这个咪唑二肽，正是促成疲劳修复的成分。咪唑二肽具有抗氧化作用，能预防疲劳的主要成因——细胞氧化，从结果上看，它有助于减轻疲劳。

鸡胸肉中富含咪唑二肽，是有原因的，那就是候鸟的习性。

候鸟，按照季节的变化，在广阔的范围内飞来飞去。其中，也有在北极圈与南极圈之间往返，一年的迁徙路程长达 3 万公里以上的候鸟。

使得长时间飞行也不疲劳的秘诀就在于咪唑二肽。候鸟扇动翅膀所必需的胸部肌肉中含有咪唑二肽，因此它们能够不知疲倦地持续拍打翅膀。

除了鸡胸肉以外，金枪鱼、鲣鱼等大型鱼尾鳍附近的肌肉中也含有咪唑二肽。

金枪鱼、鲣鱼具有如果不持续游动就会窒息而死的特征，因此它们就连睡觉的时候也要一边摇动尾鳍一边游动。为了能够总是保持摇动，尾鳍中含有咪唑二肽。

那么，为了从疲劳中恢复过来，需要摄入多少咪唑二肽呢？

数量为 200 毫克。最短只需 2 周内每天持续摄入 200 毫克的咪唑二肽，疲劳修复效果就能显现出来了。

将这个摄入量换算成鸡胸肉，就是 100 克。

吃猪肉、牛肉也不是不能摄入咪唑二肽，但是要想摄取 200 毫克咪唑二肽就必须吃下 400 克这么多，持续吃上 2 周，那可相当够呛。因为猪肉、牛肉脂质很多，人很有可能因此患上生活习惯病。

鸡胸肉的话，热量低，而且吃一点就足够了，所以很适合作为每天都吃的食材。

为了减轻疲劳，获得好睡眠，平时就摄入含有咪唑二肽的食物比较好。这样就能够依靠好睡眠来消除当天的疲劳了。

剧烈运动妨碍睡眠，轻松运动有助睡眠

养成进行轻松的运动的习惯，也是靠近好睡眠的一步。

虽然运动给予睡眠的影响及其机制还没有得到解释，但是有这么一个倾向：和没有运动习惯的人相比，有运动习惯的人之中有更多的人满意自己的睡眠。据预测，大概是通过做运动让血液循环得到了改善吧。

而且，即使只从消除疲劳方面考虑，轻松的运动也是有效的。

"运动后更加疲劳的话怎么办？"也有很多人这样想吧，但如果是散步、伸展运动等轻松的运动形式，就具有缓解疲劳的效果。

通过做运动，正如我在第 1 章里所说的一样，成为疲劳原因

的疲劳因子 FF 就此产生。这样一来，为了消除疲劳，疲劳修复因子 FR 也会产生。

如果是剧烈的运动，就会出现大量疲劳因子 FF，有时产生的疲劳不能被完全修复；而轻松的运动，由于疲劳修复因子 FR 的作用持续时间比疲劳因子 FF 的更长，从总体考虑，FR 的疲劳修复效果就会超过 FF 的引起疲劳效果。结果就是，从疲劳中修复了过来。

某种程度上说，如果疲劳因子 FF 没有释放出来，疲劳修复因子 FR 也就不会出现。

在生活中进行轻松的运动，适度地释放出疲劳修复因子 FR，属于提高反应性的训练。反应性随着年岁的增长而下降，反应性下降了之后，疲劳就会变得容易累积下来，因此，平时就要提高反应性，这很重要。

然而，为了不让疲劳过度累积，我们需要注意一些事。

说到做运动，虽然有很多人都想无论如何也要努力一把，但要是进行剧烈的运动甚至到了疲劳累积下来的地步，运动就会产生反效果。

进行剧烈的运动时，疲劳因子 FF 的释放超过疲劳修复因子

FR，反而使疲劳积压下来了。结果是自主神经紊乱，睡眠质量恶化。

通过进行轻松的运动，我们能够拥有好睡眠，同时也拥有不易疲劳的身体。

还有，在室外运动的时候，必须小心紫外线。

因为**暴露在紫外线之下，会生成活性氧，成为疲劳的原因。**光照强烈的时候，光是在外面待着就会精疲力竭，之所以会有这种感觉，原因就在于紫外线会让人疲劳。

有效预防紫外线的一个方法是戴太阳镜。太阳镜能够防止紫外线射进眼睛，抑制活性氧的生成。马拉松选手和田径运动员在体育比赛中经常佩戴太阳镜，不仅是为了减轻刺眼感，还为了阻挡紫外线，防止疲劳累积。

紫外线不仅是疲劳的原因，也是晒黑的原因。晒黑，是为了防止紫外线对皮肤的损害而产生的现象。晒黑意味着暴露在紫外线之下，当然也就会引起疲劳。因此，预防晒黑也有利于预防疲劳。为了预防紫外线，除了可以戴太阳镜之外，涂防晒霜、打遮阳伞等也有效果。

午睡前喝咖啡，有助眠效果

"白天睡意强烈，工作不在状态。"

"太忙了，无法确保充足的睡眠时间。"

对于这样的人，我建议在生活中实行短暂的午睡。午睡可以让人消除困意，提高工作效率。

然而，午睡的时候，有几个注意要点。

那就是午睡的时长与午睡的时段。

首先，午睡的时长，控制在 20 分钟以内，这一点很重要。如果睡了 20 分钟以上，醒来以后不仅困意会长时间残留不去，也会导致夜里睡不着。

20 分钟这个数字，是安全时间的极限，睡眠时间超过 20 分钟，人就会进入深睡眠。

如果在深睡眠之中醒来，会产生强烈的困意，伴随着困意，工作效率也会在很长一段时间内低迷不振。这叫作**"睡眠惯性"**。

这是一种头脑还没有完全清醒、一半部分还在沉睡的状态。本打算中午稍微睡一会儿，结果却睡了一小时以上，起来之后很久都没有进入工作状态，你们有没有这样的经历呢？原因就是这个"睡眠惯性"。

还有，如果进入了深睡眠，原本应在夜里汇集的有利于睡眠的困意就被消除了。结果是，不仅夜里会变得难以入睡，睡眠的质量也会下降。

其次，要注意的是午睡的时段。

轮班制工作的人是例外，一般情况下，午睡定在下午 3 点之前吧。下午 3 点之后，就算是 20 分钟以内的短睡眠也会对夜晚的睡眠造成影响，所以需要注意这一点。

"尽管上了闹钟，还是睡了 20 分钟以上。"这么说的人，我有对策。

那就是在**即将午睡之前摄取咖啡因**。

"摄取的话不是反而睡不着了吗？"说到咖啡因，也有人会这么想吧。喝下咖啡、能量饮料等含有咖啡因的饮料之后，马上就会感到清醒，但实际上咖啡因并不是立刻就产生效果的。

其实，咖啡因效果开始显露，要花 20 至 30 分钟左右的时间。

也就是说，如果在午睡之前摄取咖啡因，咖啡因的觉醒作用就正好会在想要醒来的时间显露出来，人就会变得很容易清醒过来了。

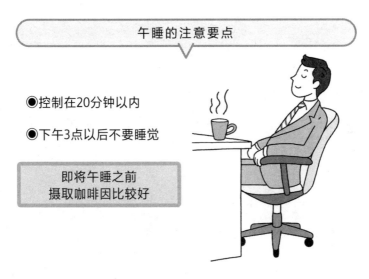

图 18　午睡的要点

虽然午睡也会成为晚间睡眠质量下降的原因，但只要遵守要点，巧妙地利用午睡的话，它就会成为消除白天困意、提升工作效率的有效手段。最重要的是，它能够放松大脑，重新调整生物钟。

即使睡不着，就算只是闭上眼睛休息 20 分钟，也能减轻脑疲劳。从早上开始就忙于工作的人，请一定要采纳这个方法。

晚饭过后使用晚霞色的灯光

现在开始，我们来看看从傍晚到睡前的习惯吧。

第 4 章里已经反复说过，调整生物钟节律，对于好睡眠来说是很重要的。

"起床以后沐浴在阳光之下""吃早饭"等，这些行为都是为了告知生物钟："到早晨啦！""活动时间到啦！"

随着夜晚的临近，这次必须缓缓地将休息与睡觉时间正在临近这件事告诉生物钟。对此有用的方法是将照明改换为间接照明，可以的话，就使用晚霞色的暖色系的灯光。

以前，当太阳落山，天色变暗，人就睡了。这种本能即使到了现代也没有改变。

因此，到了夜晚还是处于明亮灯光下的话，生物钟就会误以为还是白天，怎么也不犯困。这是因为，促进睡眠的激素褪黑素，如果周围不够暗，就不会充足地分泌出来。

我们每日使用的照明设备，从好睡眠的观点来看，光线也是过于强烈的。尤其是便利店、超市等处，为了让人很好地看清商品，灯光也会比平常更为明亮，因此，夜间外出时需要注意这一点。

傍晚以后，稍微调低照明设备的亮度、**改换为间接照明等，通过摸索各种方法，让褪黑素的分泌顺利进行，这会带来好睡眠。**

将灯光的颜色换成傍晚的光线所拥有的晚霞色，也是有效的。

不仅限于人类，动物的习性也是根据感受到晚霞色的光，就做好了睡觉的准备这样的基因来设计的。

我们的实验也已经证明了，比起白色的照明灯光，在晚霞色的照明灯光下，自主神经更倾向于处于副交感神经占据支配地位的状态，入眠顺畅。

而且，不光是照明，电器的光也需要注意。

现在有越来越多的"现代人因为睡前使用手机或电脑，变得很难入睡"的说法，其原因之一就是光。**由于深夜时刻还受到强光的照射，褪黑素分泌受到了抑制，人变得难以入睡。**

然而，也有无论如何都不得不使用电子设备的时候。

这种时候，就调整画面的亮度，并且小心不要让脸靠得太近吧。现在，iPhone 等一部分手机也可以设定为夜间模式了。灵活运用这样的功能，也可以说是顺利入眠的秘诀。

减少咖啡因、烟草的负面影响

睡前的一些习惯，会造成恶劣的影响。

那就是**咖啡因和烟草**。

咖啡因和烟草爱好者有很多，尽管知其危害却无法轻易戒掉。但如果因为戒断反应带来的不适而更加的睡不着，这就本末倒置了；因此，让我以"重要的是在能力范围内不勉强自己"为前提说一说吧。

首先，从咖啡因开始说起。

摄取了咖啡因就睡不着，这一点很多人可能都知道。"我睡前没有摄取咖啡因，所以没关系。"抱有这种想法的人，也请稍微了解一下。

即使你的确喜欢喝咖啡，也不太会在即将睡觉之前喝咖啡，但傍晚或晚饭后你经常会喝咖啡或红茶。在工作、学习的冲刺阶段，有时你也会喝营养饮料或能量饮料吧。

"到睡觉为止，还有很长的时间，所以没关系哟。"这么说的你，请稍等一下。

说不定，这个咖啡因给夜晚的睡眠带来了恶劣的影响。

正如我在午睡的小节中说过的那样，咖啡因的觉醒作用，不是马上就能出现的。要显露出效果，要花 30 分钟左右，在那之后觉醒作用会持续很长一段时间，长达 4~5 小时之久。

也就是说，晚上 7 点喝下去的咖啡带来的影响很有可能持续到 12 点为止。

就像有人只喝了一点咖啡就睡不着，也有人尽管在睡前咕嘟咕嘟大口喝咖啡却能睡着一样，人与人之间当然存在着个体差异。**实际上，咖啡因效果的持续时间出乎意外地长，这一点大家能明白就可以了。**

对咖啡因敏感的人，还需要注意除了咖啡以外，各种各样的食物中也含有咖啡因。

　　除了咖啡，红茶、绿茶等很有代表性。不太为人所知的、出乎意料地含有咖啡因的食物，还有乌龙茶、碳酸饮料、巧克力，等等。然而，若要做到傍晚之后这些饮料一概不喝，那可相当不容易。

　　过于在意也会形成压力。因此，除了对咖啡因敏感的人，其他人不必过于神经质。近来，无咖啡因的饮料也增多了，所以，意识到"已经过量摄取咖啡因了"的人，试着替换成无咖啡因饮料吧。

　　说完咖啡因，接下来说说烟草。

　　我想，有很多人吸烟的时候会感觉歇了口气，得到了放松。实际上，虽然烟草具有放松的效果，但同时也具有觉醒作用，因此，吸烟也很有可能导致头脑清爽睡不着。

　　一般认为，吸一根烟其觉醒作用会持续 1~2 小时。有吸烟习惯的人，**在睡觉 2 小时之前就结束最后的一根烟吧。这样的话，烟草对于睡眠的影响就会变得相当小了。**

　　如果即将睡觉之前想要吸烟，香烟不要吸到最后，而要尽可能提前掐灭，这样做可以减少吸烟对于睡眠的影响。

　　还有，也可以事先另外准备一些尼古丁含量少的烟草，以备无论如何也想在睡觉之前吸烟的时候派上用场。

　　已经养成了睡前吸烟习惯的人，如果突然停止，这种戒断行为本身说不定就会带来压力。这种时候，用上面说的方法，只要稍微下一下功夫，也可以提高睡眠质量。

入睡前进食带来负面影响

是不是也有很多人听过"睡觉之前吃东西，会长胖的"这样的说法呢？

因为睡着了以后，除了睡觉，就没有其他消耗热量的活动了，所以即将就寝之前进食的话，很容易发胖。

不仅是减肥，即使是对于睡眠来说，即将睡觉之前进食也是不推荐的。睡前吃东西的话，为了消化吃下去的食物，胃等器官组成的消化系统就开始活跃地运转起来，因此，睡眠就受到了妨碍。

而且，控制消化道等内脏工作的是自主神经。如果睡觉之前进食，为了消化食物，睡觉的时候内脏也要工作。这样一来，本应是自主神经休息的时间，自主神经却要为了消化而加班。

　　结果就是，疲劳难以消除，睡眠的满足度也会下降。

　　为了不对睡眠造成妨碍，**就寝之前 2~3 小时就结束进食**比较好。

　　不过，有些情况由于工作的缘故总是很晚才吃饭，如果能做到避开重油重盐的饭菜，选择低脂又好消化的食物，也能减少食物对睡眠的影响。

有利于健康的运动，未必对睡眠有利

睡不着的时候，似乎有很多人将"运动"作为有利于身心放松的应对方法进行实践。前面已经说过，对于好睡眠也好，对于疲劳消除也好，轻松的运动都是值得推荐的。然而，运动也会根据时段的不同产生反效果，因此必须小心。

我们来定一个基准，运动就做到睡前 2 小时为止结束吧。要说为什么，那是因为临近睡觉时做运动的话，交感神经会处于优势地位，妨碍睡眠。

现在有很多人下班后去健身俱乐部，不过，已经在疲劳积压的状态下又去做运动，从疲劳修复的观点来看，这是不推荐的。尤其是让人心率上升、气喘吁吁的剧烈的运动，会带来相反的效果。

人在进行运动的时候会流汗，心情也会舒畅，会感到疲劳痛痛快快地消除了。然而，这只是通过运动进入"跑步者高潮（runner's high）"状态，短时间内不记得疲劳感了，实际上疲劳积累下来了。

运动之后，不是会因为疲劳而睡得香吗？也有人这样想。实际上由于运动，自主神经要调节心率、呼吸及体温，因而疲惫不堪。

另外，自主神经也掌控着睡眠的节律。**自主神经疲惫不堪的话，就无法统制睡眠节律，结果就会导致劣质睡眠。**

如果要做运动，我推荐进行伸展运动、散步等不会刺激交感神经的轻松运动。尤其是伸展运动，不仅能放松肌肉，让身体轻松轻松，还具有让副交感神经占据优势地位的效果。

通过调整运动的时间与运动的剧烈程度，获得好睡眠吧。

下面用图片介绍一下睡前推荐的运动——肌肉松弛法。

肌肉松弛法的做法

①肩膀的放松

就像耸肩一样，用力抬起肩膀，之后放松。

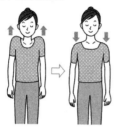

②手臂的放松

向身体的方向弯曲手臂，用力，之后放松。

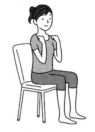

③腿的放松

抬平双腿，用力使脚尖靠近自己，之后放松。

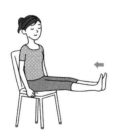

④全身的放松

同时进行①～③的全部动作，放松全身肌肉。

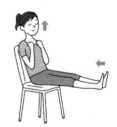

 肌肉松弛法的效果与要点

● 具有放松紧张的身体、使人变轻松的效果。
● 用力时一口气坚持5~10秒，之后放松20~30秒，是肌肉松弛法的要点。
● 每个步骤做上2~3次。

图 19　肌肉松弛法

泡澡泡到额头出汗就过度了

"泡个热水澡，血液循环会变好，能够酣然入睡。"

我想，也有人带有这样的认识。

然而，其实泡热水澡，不仅会让人变得难以入睡，还会容易疲劳。**泡在热腾腾的洗澡水中，体温会上升，交感神经占据优势地位，身体会进入觉醒状态。**

而且，泡在热腾腾的洗澡水中，为了调节体温，身体会大量出汗。出汗属于自主神经在发生作用，而自主神经中枢的疲劳是人体疲劳的根源，因此疲劳积压了下来。

"我泡了热水澡后入睡更快。"这么说的人，可能只是因为疲劳积压着积压着，结果睡着了。

马上就能睡着虽然是好事，但睡眠的质量会变坏。利用睡眠消除疲劳是很重要的，因此在这个意义上睡前泡澡会产生反效果。

热水澡会妨碍睡眠，但是泡澡本身有助于好睡眠。二者区别的关键在温度。**在微热的 38~40 摄氏度的洗澡水里泡上 5~10 分钟，会带来顺畅入眠的效果。**

用微热的洗澡水泡澡，疲劳就不会累积，不会使得交感神经处于优势地位，得到的就全是泡澡的正面效果，也就是提高体内深处的深部体温。

深部体温也有其节律，深部体温下降的时候，人就会犯困。如果因为泡澡而导致深部体温上升过多，就会妨碍睡眠——但是略微提升体温还有助于改善血液循环，之后深部体温就更容易下降。并且，深部体温下降得越是突然，睡眠的质量就越好。

人通过从身体末端散发出热量来调节深部体温。犯困的时候手脚都暖乎乎的，就是这个道理。出于寒症等原因下半身发冷，人就很难犯困，原理也与之相同。

如果能够巧妙地控制深部体温，就能获得优质、顺畅的睡眠。**为了控制深部体温，适合的措施就是泡澡。**

　　认为冲个淋浴就足够了的人偶尔泡个澡，喜欢泡热水澡的人稍微降低一点水温，都会有比较好的效果。

　　还有，无论如何都想泡高温热水澡的人，请留意让脖子以上部位处于凉爽的环境中，只进行胸口以下泡在水中的半身浴，维持在不会流汗的程度。如果泡全身浴，心脏就会受到水压的压迫；而半身浴，就不用担心这个了。

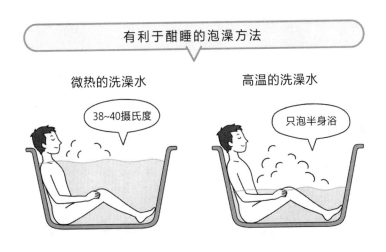

图 20　有利于酣睡的泡澡方法

　　露天浴池让人感觉良好，就是因为脖子以上能保持凉快。

如果泡澡泡到气血上冲、头晕脑胀的地步，就谈不上什么优质睡眠了。脖子以上部位，包括上肢，如果可以的话应置于凉快的环境中，这样既不会气血上冲，也能够避免身体进入交感神经占据优势地位的状态。

泡澡时长方面，泡个 10 分钟左右就可以了。就寝 1~3 小时之前，用热水洗个半身浴，到了入眠时刻，因为泡澡而上升的深部体温开始下降，就能够顺畅地入眠。

睡前 1 小时，打造放松时间

"使用香氛，睡眠质量会变好。"也有人听过这样的说法吧。

在这方面也存在着相当大的个人差异，我们无法断言香氛本身是否具有改善睡眠的效果，但是好像也有很多人用了以后感到自己更容易入睡，睡眠加深了。

此处的要点，就是**身心的放松**。

与其说香氛本身改善了睡眠，不如说是香氛产生了放松效果，有时就会对睡眠造成良好的影响。对于香氛的香味，是喜欢还是讨厌因人而异，所以在改善睡眠的效果上也存在巨大的个人差异。

使用香氛之类的工具，在睡前放松放松，这对好睡眠来说是很重要的。

人的活动并不是像开关的"ON"与"OFF"切换一样，在起床与睡眠之间反复迅速切换。起床之后，随着一天的活动，睡觉时间的临近，人体慢慢地从交感神经占优势地位的觉醒状态过渡到副交感神经占优势地位的休息状态，最终入睡。

在睡前 1 小时打造放松时间，设法让从交感神经到副交感神经的过渡能够顺利进行，这么做就能带来好睡眠。

因此，睡前几小时就需要为睡眠做准备，放松身心，让自己过渡到休息状态。在这个时间里，如果做了剧烈运动、处理工作等身体和大脑处于觉醒状态下会做的行为，这个过渡就不能顺利进行了。

试着选择听音乐、读书等能让自己得到放松的行为吧。

再者，如果将"睡前 1 小时我要做 ××"设定成例行程序，打造入睡前的习惯，那么自主神经的切换就会变得很容易。

这叫作"入眠仪式"。

可以先做一做"睡前换上睡衣""喝 1 杯水"等简单的事情。

试着将它们和放松时间一起变成睡前的习惯吧。

这里我想提醒你们注意的是手机的使用。

　　使用手机，能够让人获得非常多的信息，因此对于脑的觉醒也有影响。而且，消息往来、刷 SNS(社交网络) 等，一旦开始，就怎么也停不下来，这一点也是使用手机的特征。

　　我想，在最近成为社会话题的由手机引起的失眠问题中，光的照射加上接触大量的信息，导致大脑处于觉醒状态，这一要素对睡眠的影响不也很重要吗？

"睡前酒"打乱睡眠节律

在 2005 年发表的以世界上 10 个国家为调研对象而开展的名为"世界上的人们睡眠如何？源自不同国家的单日测量结果"（How do individuals sleep around the world? Results from a single-day survey in the countries）的大规模调查中，研究者曾经就人们为失眠而烦恼时采取的对策展开过调查。

在其他国家，许多人的回答是"向医疗机构咨询"，而在日本人的回答中，采取最多的对策是"喝睡前酒"。

看来，在日本，去医疗机构受诊的壁垒很高，日常可行的睡前酒成了首选。因为酒无论何处都能轻松买到，"与其服用安眠药，宁愿依靠睡前酒……"人们常常会这么认为。实际上酒精确实具有带来困意、促进睡眠的效果。

　　但是总体来看，睡前酒不太称得上是个好选择。

　　喝了睡前酒，入睡多少会得到改善，但是睡眠会变浅，变得很容易中途醒来。**酒精，具有令自主神经中枢麻痹的作用。**

　　因此，即使犯困了，也无法打造优质的睡眠节律，只能获得睡眠深度浅的劣质睡眠。

　　再者，酒精分解到某种程度之后，人反而会兴奋起来，睡不着。而且，**由于酒精具有利尿作用，因此人会在半夜感受到尿意，很容易清醒。**

　　还有，**如果摄取了酒精，打鼾就会变多，呼吸暂停的可能性就升高了。**

　　这么一来，决定睡眠质量的非快速眼动睡眠的时间就会减少，诸如此类，总体上看，睡前饮酒的结果就是导致睡眠质量的恶化，妨碍疲劳修复。

　　更可怕的是，**酒精具有产生依赖的危险性。**

　　人们对安眠药敬而远之的理由，不就是它的依赖性吗？实际上，也有证据显示，酒精的依赖性在安眠药之上。

　　同时，人对于睡前酒也是有耐受性的，一开始喝 1 杯啤酒就能睡着，不知不觉自然而然地就要增加到 2 杯、3 杯才行。最糟

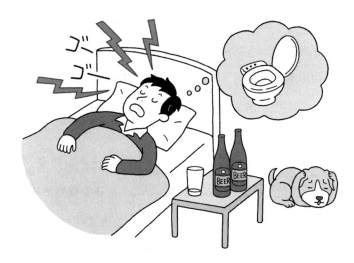

图 21　睡前饮酒会降低睡眠质量

糕的情况下，也会发展成酒精依赖症。

此外，**安眠药与酒精同时服用是禁止的**。

虽然电视与杂志上曾报道过有经营者、体育教练等说"因为压力而睡不着的日子，用酒送服安眠药，就熬过去了"，但那是相当危险的行为。**因为酒精会加强安眠药的效果，所以也有可能招致预想之外的结果**。

酒精与安眠药的合用是很危险的，因此一定要放弃这种做法。

快乐的饮酒也会消除压力，这非常好，但是请不要养成喝睡前酒的习惯，适可而止吧。

除了睡觉之外，避免躺在床上

平时你有没有在床上玩手机、看书、看电视这样的习惯？

有可能这个习惯对你的好睡眠造成了妨碍。

人拥有将场所和行动配套记忆的习性。

例如，一去书店就想上厕所，这种情况你听说过吗？

这个现象的原因是，习惯于在自家厕所读书的人，无意识之中将厕所与书籍配套记忆了，因此一看到书，身体就擅自错认为这是厕所时间。

睡眠可以说也是同理。

如果在床上做一些玩手机、读书等与睡眠无关的事情，**身体**

会擅自记忆成床就是做这些事的场所。这样一来，一上床身体就自动进入了"玩手机模式"或"读书模式"。

玩手机、读书是动脑筋的白天模式，人就进入了与睡眠这一休息模式相反的状态中。

这么一来，尽管有了困意，一上床身体却自动进入觉醒模式，人就变得很难睡得着了。

如果你没有精神压力、不良生活习惯等你认为格外有可能阻碍睡眠的原因，睡不着的烦恼却持续不止，那么个中原因或许就是"床"与"不睡觉"的记忆被联结起来了。

如果是在床上设置闹钟、确认计划等这类事情，则没有问题；但是习惯于睡前在床上读书的人，以及喜欢在床上放松娱乐的人，请注意一下吧。

感到困意之前不上床

"为了健康考虑，×× 点之前就去睡觉吧！"我想，也有很多人意识到这一点。

对于平时就忙忙碌碌的人，在持续性睡眠不足的情况下，这作为确保睡眠时间的方法是有效的。但是对于经常躺在床上也睡不着，或者睡了半截就醒来的人，可以通过放弃对就寝时间的拘泥而获得好睡眠。

对于要花些时间才能入睡的人，有可能是在比自己身体入睡时间更早的时候就上了床。

举个例子，按照生物钟的节律，应该 12 点能睡着，却固守着"11 点之前必须睡觉"的想法，于是 11 点就上了床，要花 1 小时才能入睡，有这种行为的人并不少见。

虽然入睡需要花些时间，但如果 12 点的时候能踏踏实实地睡着，那还不错；可怕的是，**睡不着的体验反复累积，人有可能会变得越来越难以入睡。**

如果每天入睡要花 1 小时之久，那是相当痛苦的事。

因为睡不着躺在床上闷闷不乐，就会思来想去的。这种情况如果持续上几个星期、几个月，就会渐渐地为入睡这件事感到不安，想着"今天是不是也会睡不着啊"。情况糟糕的话，也会开始出现一临近睡觉时间、一躺到床上就忐忑不安的症状。

就像前面说过的，若是在床上做与睡眠无关的事，身体就会擅自记下来那个模式。如果**睡不着的记忆延续下去的话，"床"与"睡不着"的记忆就会被身体擅自联系起来。**

这样一来，躺在床上的时候，仅仅是考虑了一下关于睡眠的事，不安的情绪就会涌起，身体也会紧张起来，再次进入睡不着的状态。

这样一来，睡不着的状态就变成持续性的了。

而且，在床上睡不着而烦躁郁闷的时间越多，睡眠的质量就越低下。

能够预防这个状况的是"设法做到在感到困意之前不上床"。

在最大限度地感受到困意之前不要上床，通过这个方法，可以尽可能减少在床上辗转反侧的时间。

对此你们可能会感到不安，一开始总是想提早上床。但是，只要是能意识到这一点，情况也会和平时不一样了。

感到"很难入睡""睡眠质量很差"的人，不要勉强自己，请在力所能及的范围内试试看吧。

睡不着时就下床

虽然感受到困意，上了床，却怎么也睡不着。这种情况，如果是你，会怎么办？

直到睡着之前，就这样保持原状等着这段时间过去；下床喝喝饮料；突然改变态度暂且起床试试……因人而异。

不管是谁，都有过无论如何也睡不着的经历。这种时候就果断地下床吧。然后，暂时在客厅的沙发上待一会儿，等到再次困意来袭时，再回到床上去。

这么做，目的在于减少在床上睡不着的时间。通过减少"床"与"睡不着的经历"之间的联系，防止睡不着状态的慢性化演变。

不妨预先制定一个标准，如果 15~20 分钟仍然睡不着，就下床。下床之后，听一听音乐，心不在焉地看一看电视等，做一些能够让自己放松下来的事情。

不过，如果是打开手机或电脑，开始处理积压下来的工作，做一些让头脑兴奋起来的事情，就会产生反效果，所以这一点需要注意一下。

点亮房间的照明，人就会更加清醒，因此，这段时间请留心使用间接照明的柔和的灯光。如果重新找到了睡觉的感觉，那就回到床上去吧。

减少在床上睡不着的时间，睡眠的质量也会上升。

自始至终，重要的事不是"睡了几小时"，而是"早上起来时疲劳是否消除了"。

短时睡眠者中，也有人即使只睡 4 小时左右就能充分恢复精神。

重要的不是睡眠时长，而是睡眠的质量。在重新找到睡意后，在放松的状态下上床睡觉，应该就能够自然而然地睡着了。

或者，尽管睡不着，内心却能够放松下来，那么只要闭上眼睛，也能让大脑得到休息。因为截断了视觉信息，可以大力减轻大脑的信息处理量，能让我们从脑疲劳中恢复过来，所以即使没睡着也不必焦急。

为"睡不着"而感到焦急，会令脑的自主神经兴奋起来。而通过放松情绪、闭上眼睛来让脑获得休息，我们也能从自主神经中枢的疲劳中恢复过来。

一旦感受到困意，就上床睡觉。要是因为睡不着而感到心情焦躁，就下一次床，重新寻找感觉。然后，再次感受到睡意的时候，再回到床上去。即使发生了虽然有困意却睡不着的状况，也绝对不要焦躁，就在放松的状态下闭目休息，度过这段时间。这很重要。

不要拘泥于"睡觉"，请始终追求"让脑获得休息"。如果能够完成这种心情的转换，睡眠的烦恼应该就有望解决了。

专栏：睡眠质量有测量指标吗？

我在前言里就已经谈及"好睡眠＝消除疲劳的睡眠"这一定义了，但疲劳也有主观感受的部分，是个难以客观测量的东西。而且，或深或浅的睡眠状态，如果不去医疗机构接受脑电波检查，就无法准确地知道。

因此，我来介绍一下不管是谁都能简单测量睡眠质量的客观指标。

这个指标就是**睡眠效率**。

所谓睡眠效率，指的是在床上的时间中，实际上睡了多久，和它的名字一样，它是表示睡眠效率的数值。

睡眠效率可以用下面的公式来求得。

睡眠效率＝实际上睡觉的时间 ÷ 在床上的时间 ×100%

计算的结果如果在 85% 以上，就可以说是优质睡眠了。

如果不知道实际上的睡觉的时长，可以利用手机睡眠 APP。关于睡眠深度等详细的信息，睡眠 APP 的精确度确实不高，但它适合用来了解睡眠时长和睡眠效率。

定期计算并记录睡眠效率，就能够确认睡眠质量的变化，非常方便。

提升睡眠效率的要点是，尽可能做到不在床上度过**睡不着的时间**。为此，设法做到"产生困意之前不上床""睡不着的时候就下床"等，这些方法都是有效的。

感到"最近睡眠质量很差啊"的人士，请一定要试着计算一次。

第 5 章

打造深睡眠的环境

将"适合自己"与"对身心友好"作为基准吧

留意寝具的尺寸

寝具的挑选方法　不要根据设计或材质来选

"换了枕头就睡不着了。"我想也有很多人会这么说吧。

产生睡眠烦恼的时候，首先想到的对策不就是试着更换寝具吗？

枕头，以及床垫、棉被等大量有助酣睡的好物在市场上均有销售。尤其是床垫，经常有著名的运动员代言广告，所以也有人认为"更换床垫是不是就能睡得着了？"

然而，请好好想一想。

为什么只有寝具是根据其形状和材质来挑选呢？

挑选衣服、鞋子的时候，确实**设计和材质的选择也很重要，但最重要的不是尺寸吗？**

衣服和鞋子即便设计得不尽如人意，尺寸合适也能达到它们最低限度的目的，但尺寸不对，就连衣服原本的目的都不能实现。

是的，**重要的是，寝具也和衣服、鞋子一样，要选择适合自己身体的。**对有的人来说最棒的寝具，对你而言并不一定是最合适的。

然而，"我不知道什么寝具适合自己！"我想有很多人会这样说吧。因此，从下一小节开始我来介绍一下寝具的挑选要点。

枕头的挑选方法① 选择能让自己仰卧时与站立姿势相同的枕头

首先来看大家最关心的寝具——枕头。

枕头的作用是支撑脖子。如果枕头不适合人的身体，就会对脖子、肩膀等部位造成负担，人就无法从疲劳中完全恢复过来。

首先，对于平时既不打鼾也不会呼吸暂停，习惯于仰卧睡觉的人来说，枕头的高度是一个关键要点。

枕头无论过高还是过低，都会对身体造成负担。最近也有可以通过定制来调整枕头高度的产品。先来看看现在自己正在使用的枕头是否合适吧。有一种方法可以让你简单地了解。

那就是，从正面和侧面分别拍一张头枕在枕头上的姿势的照片。

然后，将这张照片竖过来，使它看上去就像你在站立一样。此时，**如果照片中的你与自然站立时的姿势一样，那么这个枕头就是适合你身体的。**

要是照片中你的下巴扬起来了，枕头可能就偏低了；要是看上去低着头，枕头可能就偏高了。还有，在枕头上采取侧卧姿势时容不容易睡着、好不好翻身，也都是需要考虑的要点。

枕头的挑选方法② 打鼾的人选择侧卧时适合自己的枕头吧

有呼吸暂停或者打鼾问题的人，一定要养成侧卧睡觉的习惯。

打鼾或者呼吸暂停的症状，一般来说，在仰卧睡觉的情况下更容易恶化。因此，**在选枕头时不必过多考虑仰卧的情况，而是**

考虑侧卧姿势睡眠。侧卧睡觉会减轻打鼾或呼吸暂停的症状，提升睡眠质量，疲劳就会很容易消除了。

另外，趴着睡觉的姿势，虽然打鼾本身会有所减少，但因为这个姿势压迫着胸部，睡眠期间呼吸还是会变得困难。打鼾者的理想睡姿是侧卧位，其中，最佳的姿势是使心脏在上、胃的出口即幽门部位在下的右侧卧位。

在侧卧睡觉的场景中，枕头要比仰卧睡觉时的高度再稍微垫高一点，这样会更容易呼吸，更能减少打鼾。

购买枕头的时候，请一定要在店里用实物侧卧着体验一下，挑选最合适的枕头。对于不习惯侧卧的人，同时使用辅助抱枕，就很容易能够侧卧睡觉了。

挑选枕头的要点

①仰卧睡觉的情况

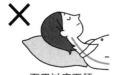

✕ 下巴过度下倾

如果仰卧时姿势与立姿相同，那就证明枕头合适！

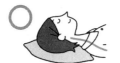

〇 填满脖子和床垫之间的间隙，严丝合缝

✕ 下巴过度上仰

〇

②侧卧睡觉的情况

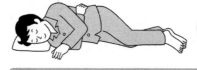

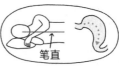

笔直

打鼾频繁的人，
建议采用侧卧姿势！

图 22　挑选枕头的要点

床垫的挑选方法① 让床垫与自己的体型与体重保持协调吧

和枕头一样需要我们高度关心的是——床垫。

既有人认为床垫硬的更好，也有人认为床垫必须柔软才行。同样，既存在着"低反弹的床垫好"的观念，最近又经常能听到"高反弹的床垫好"这样的声音。

对于床垫来说，挑选的要点也是是否适合身体。

床垫对身体某个部位是否造成了过重的负担，翻身是否方便，这些是考虑的重点。

如果睡在过于柔软的床垫上，体重重的人，腰部会下沉，会对腰部造成很大的负担。"腰痛适合硬床垫"这种说法就是源自于此。

然而，反过来，如果使用硬床垫，尽管不会对腰部造成负担，但会给后背、臀部等部位带来压迫。

不对某一部分单独施加负担，而是均衡地支撑全身的床垫，对你来说，是最适合的床垫。

即使是相同硬度的床垫，根据每个人体型的不同，人们睡觉时的姿势与感受也不同。

枕头如此，而床垫也是一样，朋友或家人推荐的，或者大众评价良好的，未必就是最适合你的床垫。

从方便翻身这一点上来说，床垫拥有某种程度的反弹力会比较好。

不过，要是弹性过度，有时也会让人感觉又硬又痛，因此，达到平衡也很重要。

由于床垫的价格高昂，因此自己要在实际中试一试，确认是否适合自己的身体之后再购买。

最近，根据头、肩背部、臀部、腿的体型与体重的不同，各部位硬度可以分别调整的定制床垫也可以在市面上找到了。我建议早上起床时感到某处疼痛的人，一定要挑选适合自己的床垫。

床垫的挑选方法② 选择便于翻身的床垫吧

从是否便于翻身这一点来考虑，那么选择相对大一点的床垫比较好。

翻身这种幅度较大的身体动作，常常会被认为是睡得不太好的表现，不过，对于好睡眠来说，翻身也是必不可少的。

　　如果没有翻身，睡觉时一直保持同样的姿势，会怎么样呢?

　　虽然在睡眠中不太能意识得到，但是睡觉时身体接触寝具的部位，会因为自身的重量而受到压迫。**如果一整晚都不曾翻身，那么同样的部位就受到了持续压迫，血液循环变差，对身体造成负面影响。严重的话会生褥疮。**

　　翻身具有通过改变身体的姿势来防止身体部位受到持续压迫的效果。

　　因此，便于翻身这一点，是寝具选择方面的一个很重要的点。

照明巧利用，获得深睡眠

照明的使用方法①　理想的暗度是虽然能看见人影，但分辨不出是谁

"开着小电灯睡觉，或是在全黑的环境里睡觉，哪个好呢？"

有时我会被人这么问。这是个非常难的问题。

光会对睡眠造成巨大的影响，**如果处在明亮的环境下，促进睡眠的激素褪黑素就无法充分分泌出来。**开着灯睡觉的话，早上起来的时候无法获得熟睡感，正是出于这个原因。

其实，就算是小电灯这种程度的微弱亮光，也多少会对睡眠造成影响，这一点我们已经知道了。尤其是在小电灯直接照射人眼睛的情况下，影响会更大。

那么，是不是全黑的环境下更好呢？也不能一概而论。

也有人处在完全漆黑的环境下时，不安情绪高涨，睡眠质量反而变差。全黑的状态，放在自然界来说，就是不知敌人会从何方来袭的状态，因此身体会自然而然地进入警戒状态，对微小的声响或情况会很敏感。

如果小电灯也不行，全黑也不行，那么要怎样才好呢？

方法有几个。

第一个方法是，**在将房间调成全黑状态之后，稍微拉开一点窗帘，让月光照进室内。**有了月光，就能防止室内变得全黑，防止不安情绪的高涨。而且，到了早晨，朝晖就会从窗帘的间隙照进来，有利于自然醒来。如果你的起床时刻与日出时刻相近，这是个有效的手段。

第二个方法是，由于都市里的夜晚太亮，或者是出于安全感需要而拉开窗帘就睡不着，我建议你们**利用夜灯等间接照明设备。**

从脚下照亮的夜灯能够确保低程度的亮度，减少直接进入眼睛的光线，将照明对睡眠的影响控制在最低限度。

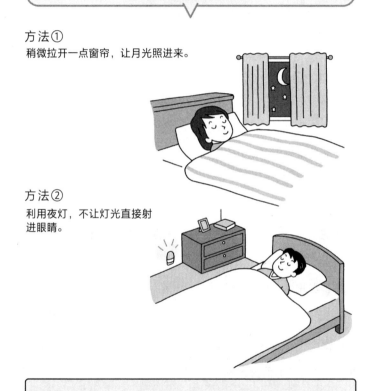

巧妙使用照明的方法

方法①
稍微拉开一点窗帘，让月光照进来。

方法②
利用夜灯，不让灯光直接射
进眼睛。

要点
避免全黑的状态，暗度维持在能知道
有没有人在场这种程度就行了。

图 23　利用照明获得深睡眠

要是采用夜灯之类的设备不方便，那么，在和床稍微错开一点位置的地方点一盏小电灯，防止光线直接射进眼睛，也是有效的。

可以这么说，**理想的暗度是，卧室里不是全黑，能看见屋里有没有人，但认不出是谁的程度**。在熟悉的卧室里，人在这种暗度下也不会碰到家具的边角。

照明的使用方法② 夜里要去好几次厕所的人就利用夜灯吧

需要引起注意的卧室里的其他光源，是去厕所时的灯光。

去厕所的时候，如果打开房间或走廊里的灯，就有可能因为灯光刺眼而变得清醒。去过厕所之后睡不着的人，很有可能原因就在于让你觉得刺眼的灯光。

然而，去厕所途中如果是全黑的话，还是太危险了。

所以，前面介绍到的夜灯就很方便。若是在去厕所途经的路上设置夜灯，就能够不受光亮影响，安全地摸索着走到厕所。

另外的案例是，厕所内的电灯太亮了，每次去厕所人都会清醒过来，尽管回到床上，也变得很难入眠。

　　如果是夜里要去好几次厕所的人，那么我建议，和卧室、走廊一样，厕所内的照明也要采用间接照明或光线柔和的夜灯。

正确使用卧室空调

"热带夜（最低气温在 25 摄氏度以上难以入睡的暑夜。——译者注）气温又高，湿度又高，难以入睡。""太冷了，完全睡不着。"就像这样，我们的睡眠也会受到室温的影响。

而且，不仅室温，湿度也与睡眠质量有关。尤其是在夏天和冬天，调整卧室的环境，对于获得好睡眠来说很重要。

室温调节的关键点① 夏天不要关空调

日本的夏天，由于高温多湿，对睡眠来说条件相当恶劣。

假如气温很高，身体就会想要调节体温而流出大量的汗水。

然后，汗水蒸发的时候，身体会冷却下来；如果空气湿度很高，汗水就很难蒸发掉了。这样一来，**夜里醒来的时候就会变成汗流浃背的状态。**

流汗是在自主神经的作用下受到控制的，因此，**源源不断地流出大量的虚汗，就相当于在过度地驱使调节体温的自主神经。**打个比方，虽然在睡觉，人体内部却好像在运动一样。这也就是疲劳的原因。

为了提高睡眠的质量，首先重要的是抑制盗汗。

为此，需要使用空调降低室温。我想也有人已经付诸实践，将空调设定为定时关机模式。

然而，如果在盛夏采用定时关机模式，空调一关室温马上就会上升，高到让你出虚汗的地步。这样一来，睡眠的质量就会下降，起床的时候就不会感到疲劳已经消除了。

若以好睡眠为目标，应该将空调一直开到早上。

然而一直开着空调，也会有人感到起床后又懒又乏。那是因为空调的风直接对着身体吹，身体太冷了。这种情况下好好地盖紧被子，防止身体过冷，就没有问题了。

室温调节的关键点

夏天的时候

● 抑制盗汗

● 空调一直开到早上

● 把手伸出被子

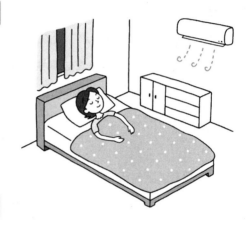

冬天的时候

● 不另外加盖棉被

● 室温维持在16~19摄氏度，
不宜降到10摄氏度以下

● 让被窝里面保持暖和

● 不可穿袜子睡觉

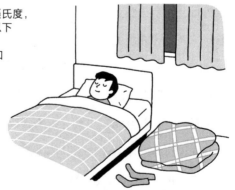

图24　正确使用空调的关键点

室温调节的关键点②　冬天也不要穿袜子睡觉

到了冬天，人们常常会通过加盖毛毯等来对抗寒冷，但被子数量过多，就会难以翻身。冬天不要只依赖增加被子，把房间弄暖和才是重要的事。

冬天将室温设置为 16~19 摄氏度，睡眠体验最舒服，如果温度在 10 摄氏度以下，睡眠就会受到妨碍。通过空调等设备保持室温，有利于获得好睡眠。

还有，让被窝里面保持暖和，也是有效的。

然而，在使用电热毯、电热暖脚炉的时候，在使用方法上有需要注意之处。**如果一整夜都开着这些设备，深部体温就无法降到最低，睡眠的质量也会降低。**过去人们用的"汤婆子"，会随着时间的流逝而变冷，温度自然下降，不会妨碍到深部体温的下降，因此使用汤婆子是有道理的。

使用电热毯或电热暖脚炉的时候，睡前预先打开开关，睡觉的时候将其关掉，或者设定好定时关机来使用吧。

冬天睡眠时，预先把身体弄暖和也是很重要的。

感到寒冷的时候，由于交感神经占据优势地位，人会难以入

眠。而且，如果脚部很寒冷，身体的散热就不能顺利进行，深部体温无法降到最低，因此，人不仅不容易入睡，睡眠质量也会变差。

也许会有人由于脚部寒冷而穿着袜子睡觉，但这种做法是不建议的。这是因为，如果穿着袜子，不利于脚部的散热，也会导致深部体温无法降到最低。

可以利用洗澡来解决这个问题，睡前先让身体温暖起来。如果担心洗完澡出来身上会容易发冷，那么只要泡脚或半身浴让脚先暖和起来，就容易睡得着了。

有助于优质睡眠的声音环境

声音对睡眠的影响①"1/f 波动"让自主神经得到休息

现在，市面上售有宣称能够"诱发 α 波，帮助入眠"的音乐 CD。

然而，实际上 α 波本身并不能促进睡眠。

所谓 α 波，指的是脑波中频率为 8~13 赫兹（Hz）的波形，在医学上它被称为**"既不兴奋，也没睡着"**的大脑的中间状态，绝对没有诱发睡眠的作用。

不过，并不是说音乐完全没有帮助入眠的效果。

尤其是在莫扎特等古典音乐大师的作品中，显示出"频率

（波长）×振幅"趋向于稳定的特征。

这样的曲子虽然听上去旋律是自由展开的，但是遵循着弹奏高音时（高频率）降低音量（低振幅）、演奏低音时（低频率）提高音量（高振幅）的法则，形成了被称为"1/f 波动"的混沌旋律。

这种混沌的旋律，与自然界中波浪声、小溪潺潺的水声特征相似，对自主神经而言是能够使人安心的声音，能使副交感神经占据优势地位，可以预见其帮助睡眠的效果。

不过，睡觉之前听大音量的音乐并不好。另外，如果是讨厌音乐的人或者听到讨厌的曲子，反而会提高交感神经的兴奋度，也会起到反效果。

所以，还是播放喜欢的音乐作为入眠的背景音乐比较好。

声音对睡眠的影响② 刺耳的声音是睡眠的阻碍

"家人的鼾声让我睡不着""附近很吵，睡不着"等，声音也成了睡眠的障碍。

最近，由于手机的通知声音而睡不着的人增多了。而且，声音不仅会妨碍睡眠，也会造成精神压力，因此需要采取对策。

如果干扰源是来自外界的噪声，那么可以通过使用遮音帘或隔音窗极大地减轻噪声。

如果干扰源是家人的鼾声或其他房间内的声音，可以利用耳塞或音乐。

并非所有人都适合带耳塞。"如果因此听不到闹钟的声音了，怎么办？"有的人戴耳塞后心里抱有不安，反而难以入睡；也有人只是戴上耳塞就不舒服，影响了睡眠。这些情况需要注意。

利用音乐的话，听一些不太激烈、安静又悠扬的曲子比较好。激烈的音乐会刺激自主神经，使人处于觉醒状态。

最近，出现了"助眠 CD"等产品，但其效果因使用者的喜好不同而存在差异。所以，如果睡眠反而因为这种 CD 而受到了妨碍，那最好还是不要用了。

有可能的话，还可以与家人睡在不同的卧室里，尽可能区分开生活空间与卧室，等等。试着通过调整环境来改善睡眠吧。

还有，请会打鼾的家人一定要读一读这本书关于打鼾的内容，改变生活习惯。情况严重的话，试着劝他们去医疗机构就诊，这也很重要。

专栏：是否应该使用安眠药？

"安眠药好可怕。"这样想的人有很多吧？

也有很多人对于安眠药抱有"一旦开始就戒不掉了""副作用很可怕"等印象，而回避去医疗机构就诊。其结果也导致了很多日本人选择喝睡前酒。

安眠药真的像印象中那样可怕吗？

确实，安眠药并非没有依赖性、耐药性或副作用。

然而，与以前相比，安眠药也进行过了改良，药物依赖性已经相当低了。如果将睡前酒和安眠药作比较，或许可以说，在医生的指导下，还是安眠药的安全性更高。

从安眠药的使用现状来看，患者根据自己的判断增减用量，时而服用时而戒停，导致了不良影响的情况并不少见。

是不是也有人服用了安眠药却不奏效呢？其实，对个体来说，**安眠药确实是具有适合／不适合的相性的。**

这个相性，即便是资深医生也没那么容易知道。

一次就猜中恰好适合患者的安眠药，就像仅凭酒的外观就能猜出度数一样，是几乎不可能的。经常与安眠药同时开具的精神安定剂、抗焦虑药也是同样的情况。

因此，我们需要多次尝试，直到找到适合自己的安眠药为止。

实际操作中，试着服用某种安眠药之后，觉得不合适的话，马上就去和主治医生沟通。通过重复几次这个过程，你就能找到适合你的安眠药了。

/ 第6章 /

找到只属于你的优质睡眠

借助睡眠日志，获得最好的睡眠

目前为止所说的睡眠方法是就一般而言，可能有些方法正适合你，也可能有一些方法效果没那么好。

这是因为每个人的睡眠都不一样。即使是同样的睡眠烦恼，不同的人其成因也形形色色。采用某种处理方法时，有人立刻见效，有人并非如此。

真正重要的是，你要找到获取好睡眠的方法。如果能够找到只属于你的、私人定制的、正合适的睡眠，你的人生就会变得丰富多彩。

在本书的最后一章，我来说一说有利于找到正适合你的睡眠的方法。

记录睡眠日志，找到理想的睡眠吧

首先，为了能找到最适合你的睡眠，**了解自己的睡眠是很重要的。**

因为，如果不了解自己的状态，就不知道什么对自己而言是最佳的，怎么做才能接近最佳状态。

令人意外的是，我们看上去好像了解自己的睡眠，但实际上我们并不了解。

几点就寝，几点起床，作为日常习惯，这些事我们是能够知道的；而我们度过白天或睡前时光的方式，其结果对睡眠有何影响，等等，这些详细信息我们往往不记得。

即使我们还能回忆起昨天的睡眠，要是被问到一周之前的睡眠情况，基本上也就不记得了吧。

想要找到适合自己的睡眠，那么就需要把握自己每天的睡眠状况，思考怎么做才能接近最佳状态。

有用的方法是**做记录**。

例如，运动选手也通过做记录，分析自己的成果。**通过复盘记录，就能够分析自己今天的状况，以及导致这种状况的要因。**

若是没有记录，就不知道什么样的状态对自己来说是好状态，想改善的话要怎么做才好。

还有，要是没有可见的成果，动力就难以提升，也难以继续下去了。许多为睡眠烦恼的人，刚好是处在这样的状态吧。

"××好像对睡眠有益。""×小时睡眠据说是最佳的。"依着这样的信息而试着付诸实践，但如果效果有点儿不太明显，那么持续几天之后，也会放弃的。然后过了不久，又尝试新的方法，但是几天后就又放弃了。你们有没有这样的经历呢？

遗憾的是，这样很难找到适合自己的睡眠。

不要考虑对其他人来说有用的经验，只关注对于你自己来说，"××很好""××不太有效果""×小时睡眠是最佳的"，做好这样的记录，才是捷径。就像这样，找到只属于你的好睡眠的方法，这很重要。

睡眠的记录叫作**睡眠日志**。

几点就寝，几点起床，要花多少时间入睡，中途醒来的时间怎么度过，白天和睡前做了什么事——记录下这些事。**通过记录，就能够首次客观地掌握自己的睡眠了。**

"即使不记录，不就是自己的睡眠吗，我当然知道啦。"虽然有人会这么想，但令人意外的是，大家经常会因为睡眠的主观认知和客观实情的差异而大吃一惊。

通过做记录，会有各种各样的发现，有的会发觉自己"好意外，原来我睡着了"，有的则意识到"原以为自己睡着了，其实却睡眠不足"。

尤其是有睡眠方面烦恼的人，经常发现不了自己的睡眠特征和特性。

我准备了可用于睡眠记录的睡眠日志，就请大家灵活使用，找到适合自己的睡眠。

睡眠日志的记录方法

睡眠记录表

年　　月

姓名　＿＿＿＿＿＿＿＿＿＿

每天早上起床时，起身之前，请先记录下来。

	就寝时刻	起床时刻	起床时的疲劳程度	昨日的行动量	中途觉醒
			完全没有疲劳感　→　×　←　非常疲劳		
记录范例	23时左右	6时左右		跑步15分钟	上厕所1次
1日	时左右	时左右			
2日	时左右	时左右			
3日	时左右	时左右			
4日	时左右	时左右			
5日	时左右	时左右			
6日	时左右	时左右			
7日	时左右	时左右			
8日	时左右	时左右			

©东京疲劳·睡眠诊所

回顾睡眠日志，不断完善睡眠

只是做记录，也能发现很多东西，但是**定期地进行回顾，能够让我们进一步接近适合自己的睡眠**。

对记录进行回顾，就能更加了解自己的睡眠，也就能知道为了获得适合自己的睡眠今后该怎么做才好。

如果能够切实感受到自己的睡眠得到了改善，那么坚持下去的动力也会提升。

对于那些"不知道该怎么做才好""尽管做了却不见效果"而没有继续下去的事情，要是能通过回顾对每一次的情况都加以确认，就更容易坚持做下去，结果也就很容易产生效果了。

而且，**如果能理解自己的睡眠，就能尽早察觉自己睡眠的变化与身体状况的变化，对于健康管理也有益**。

那么，下面就来说说睡眠回顾的要点。

①关注睡眠的变化

第一个要点，是"关注睡眠的变化"。

记录每一天的情况的时候，我们常常只会关注当天的情况。"×日很好""×日很糟"这样的记录当然也很重要，但是，**通过关注更长一段期间内的变化，我们就又能获得新的发现了。**

例如，知道星期一睡眠状态不好的时候，即使回顾当天的行动，也很难发现原因；然而，若延伸到以一周为单位来看，就能够注意到是星期六起床时刻的偏差影响到了星期一。

还有，关注睡眠情况的变化，就很容易察觉自己的睡眠是改善了还是恶化了。好的变化会变成动力，坏的变化则会成为改善的契机。

②观察睡眠状况与白天身体状况的联系

谈及与睡眠有关的事项时，我们总是很容易想到睡眠时间、起床后的心情等睡眠本身的事。然而，与睡眠过程同样重要的，是白天的身体状况与状态。

所谓好睡眠，就是消除疲劳的睡眠。因此，它的指标是白天不觉得疲劳，状态好。我们需要找到对自己来说正合适的睡眠，也就是说找到能让自己白天状态达到最佳的睡眠。

将睡眠状况与白天的状态相对照，回顾何种睡眠状况下自己白天的状态比较好，通过这么做，我们就可以找到正合适的睡眠。

③发现自己独有的规律性

在"关注睡眠变化""观察睡眠与白天状态的关系"时，重要的是发现自己独有的规律性。

例如，找出"睡 × 小时状态最好""实行了 ×× 后，睡眠变好了"等有利于好睡眠的规律，以及"有 ×× 情况的时候状态很差""做 ×× 事后难以入睡"等导致坏睡眠的规律。

　　如果不断地发现其中的规律，那么你就会逐渐知道怎么做才能获得好睡眠，怎么做才能避免坏睡眠了。如果能发现不属于其他任何人、仅属于你的规律，那么睡眠的烦恼也会慢慢消失吧。

④打造自己的"睡眠操作说明书"

　　找到恰巧适合自己的睡眠，也就是说要打造出自己的睡眠操作说明书，它包含列出自己的睡眠具有什么样的特征，怎样睡觉才是最佳选择，以及为了得到最佳睡眠，要采取什么样的行动才好，等等。

　　若是能够打造出这样的自己独有的操作说明书，那么睡眠带来的烦恼也就会消失，我们就能够实现属于自己的理想睡眠了。

　　对于获得适合自己的睡眠来说，了解自己的睡眠是件很重要的事。因此本书附有"回顾页"与"我的睡眠操作说明书"作为附录，请一定要灵活运用。

回顾页

- -

〇平均睡眠时间（平日）：

〇平均睡眠时间（假日）：

〇平均入睡耗时：

〇平均中途醒来时长：

〇平均睡眠效率：

〇平均睡眠满足度：

〇什么样的行动曾带来好睡眠？
- .
- .
- .
- .
- .

〇什么样的行为曾导致坏睡眠？
- .
- .
- .
- .
- .

- -

我的睡眠操作说明书

○我最适合的睡眠时间是：

○我的酣睡要点是：
①
②
③

○我的坏睡眠的信号是：
①
②
③

○睡眠差的时候可以这样做：
①
②
③

○自己的睡眠特征、注意点：
①
②
③

图书在版编目（CIP）数据

高效睡眠：快速修复身体疲劳术 /（日）梶本修身 著；陈婧译著 . —北京：东方出版社，2023.2
ISBN 978-7-5207-3026-6

Ⅰ.①高…　Ⅱ.①梶…②陈…　Ⅲ.①睡眠－基本知识　Ⅳ.① R338.63

中国版本图书馆 CIP 数据核字（2022）第 198357 号

本书中文简体字版权由汉和国际（香港）有限公司代理
中文简体字版专有权属东方出版社
著作权合同登记号 图字：01-2021-1719号

高效睡眠：快速修复身体疲劳术
（ GAOXIAO SHUIMIAN: KUAISU XIUFU SHENTI PILAO SHU ）

作　　者：[日] 梶本修身
译　　者：陈　婧
责任编辑：王夕月
出　　版：东方出版社
发　　行：人民东方出版传媒有限公司
地　　址：北京市东城区朝阳门内大街 166 号
邮　　编：100010
印　　刷：华睿林（天津）印刷有限公司
版　　次：2023 年 2 月第 1 版
印　　次：2023 年 11 月第 2 次印刷
开　　本：880 毫米 ×1230 毫米　1/32
印　　张：6.25
字　　数：107 千字
书　　号：ISBN 978-7-5207-3026-6
定　　价：58.00 元
发行电话：（010）85924663　85924644　85924641